style
diet

스타일다이어트

스타일
다이어트

2007년 10월 5일 1판 1쇄 발행
2008년 6월 2일 1판 2쇄 발행

지 은 이   박계환
펴 낸 이   이종춘
펴 낸 곳   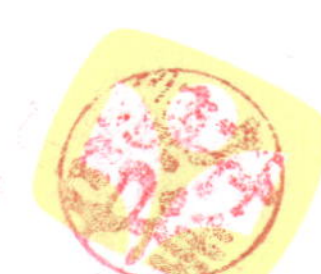성안당 com
주   소   경기도 파주시 교하읍 문발리 출판문화정보산업단지 536-3
전   화   (031) 955-0511
팩   스   (031) 955-0510
등   록   1973. 2. 1 제13-12호
홈 페 이 지   www.cyber.co.kr
도서내용문의   advice1007@paran.com
수신자 부담 서비스   080-544-0511

I S B N   978-89-315-7234-6
정   가   12,000원

만든이 |
책임 홍현정 | 진행 박선주 | 교정·교열 신정진 | 사진촬영 정승훈 | 본문디자인 하늘소 | 표지디자인 디박스
홍보 박재언 | 제작 구본철 | 출력 이펙

도움을 주신 분들 |
사진 사용을 허락해 주신 『100kcal 날씬한 밥상』의 김미경 님과 부크의 박희란 님,
『365일 특별한 날을 만드는 홈베이킹』의 최문규, 오명석 님, 『스피드쿠킹』의 윤용숙 님 그리고 웰기획의 김기만 실장 님

스타일 다이어트

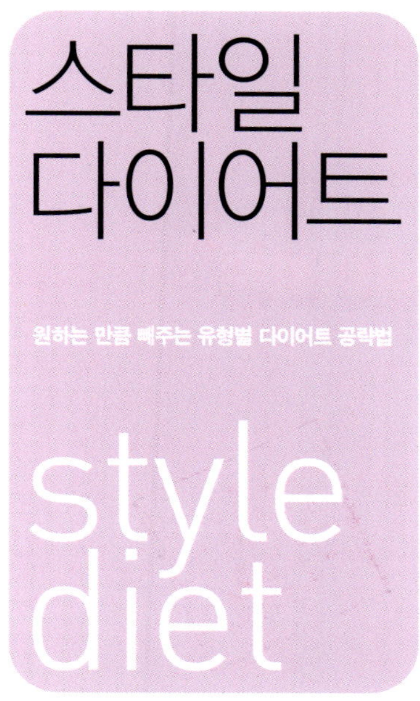

박계환 Teddy 지음

성안당.com

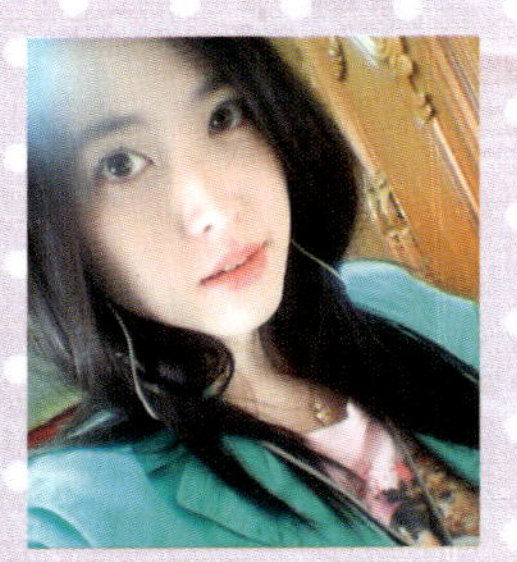

쿡쿡이가 여러분께 추천합니다. ^^

다이어트에 제일 중요한 저칼로리 식단과 배고플 때 먹으면 정말 좋은 음식들이 친절하게 나와 있습니다. 다이어트하는 데 운동만 하고 먹는 건 바꾸지 않으면 소용이 없겠지요.

저칼로리 식단이 고민이라면 저의 『100kcal 날씬한 밥상』 요리책과 『원하는 만큼 빼주는 스타일 다이어트』 책을 함께 보는 센스!

김미경 쿡쿡이
『100kcal 날씬한 밥상』의 저자

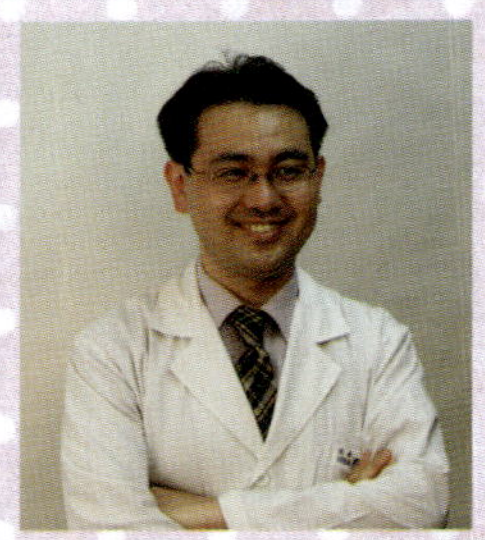

요즘 살 때문에 고민인 분들이 많은 것 같습니다. 과체중은 영양 과잉 때문인데, 운동과 적절한 식이요법이 병행되어야만 건강하고 균형 있는 몸을 유지할 수 있습니다. 그런 의미에서 이 책은 쉽게 따라 할 수 있는 운동법과 올바른 식이요법을 함께 전달해 주고 있어 다이어트에 관심이 많은 여대생들에게 필요한 책이라고 생각합니다.

아무쪼록 이 책을 통해 많은 분들이 다이어트에 대한 올바른 지식을 얻기 바랍니다.

조승필 강남 필 한의원 원장
www.phildoctor.co.kr

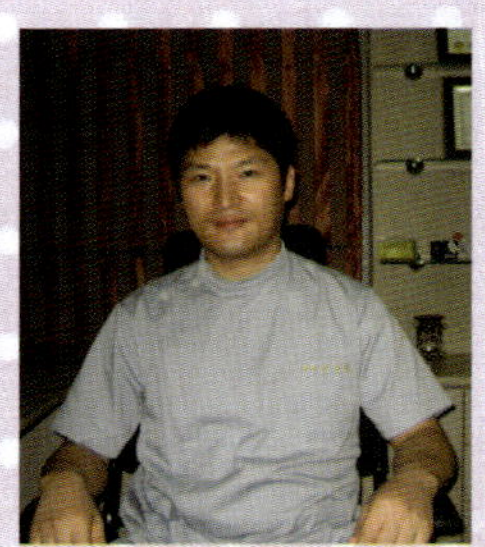

아름다움의 상징이 되어 버린 멋진 몸매를 위해 젊은 여성들은 종종 '굶기'를 선택하기도 합니다. 하지만 굶는 순간부터 당신의 다이어트는 실패라고 단언합니다. 운동과 식이 조절이야말로 균형 잡힌 몸매를 만드는 최상의 방법입니다.

탄탄한 복부, 쫙 올라간 엉덩이, 늘씬한 팔과 다리를 위해 고군분투하는 당신에게 이 책의 저자 테디의 제안은 꽤나 신선하게 느껴질 것입니다. 이 책이 다이어트 교과서가 되리라 믿어 의심치 않습니다.

서문성 루쉬성형외과 원장
www.rushclinic.co.kr

추 천 사

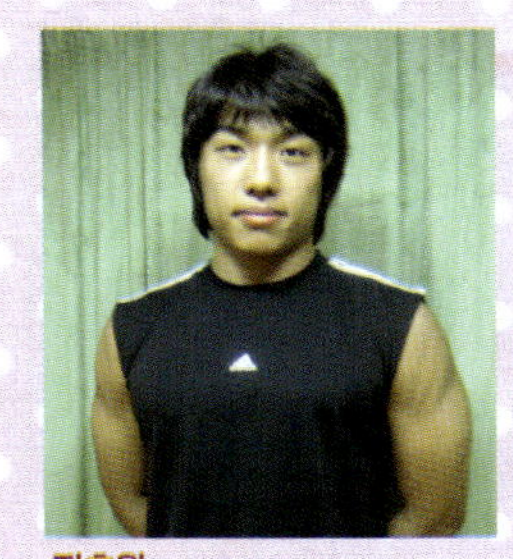

정춘원
쉐라톤 휘트니스 매니저

다이어트를 시작하는 많은 분들이 무엇부터 해야 할지 막막해 하는 모습을 자주 봅니다. 안해 본 다이어트가 없다? 그래서는 안 됩니다.
같은 시간과 노력을 투자할 것이라면 이 책에 실린 순환 운동에 집중하길 바랍니다. 순환 운동은 운동 시간 대비 많은 칼로리를 소모할 수 있게끔 도와주는 운동입니다. 특별한 기구도 필요 없으며 시간과 장소의 구애도 받지 않는 간편한 운동입니다.

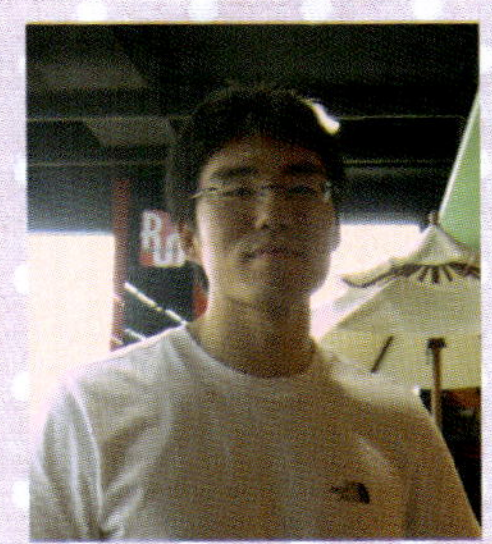

조성만
런 휘트니스 트레이너

만약 체중이 고민이라면 이 책을 보십시오! 다이어트에 대한 마음만 가득한 지금의 당신에게 큰 동기 부여가 될 것이며, 시행착오를 겪은 후 후유증에 시달리고 있다면 당신을 이끌어 줄 새로운 스타일의 지침서가 되어 줄 것입니다.
테디를 믿으십시오. 그가 제시하는 노하우를 받아들여 자신감으로 똘똘 뭉친 여우가 되길 바랍니다. 현명한 당신, 현명한 다이어트를 택하십시오. 지금 이 책에서 당신의 스타일에 맞는 다이어트를 제시할 것입니다.

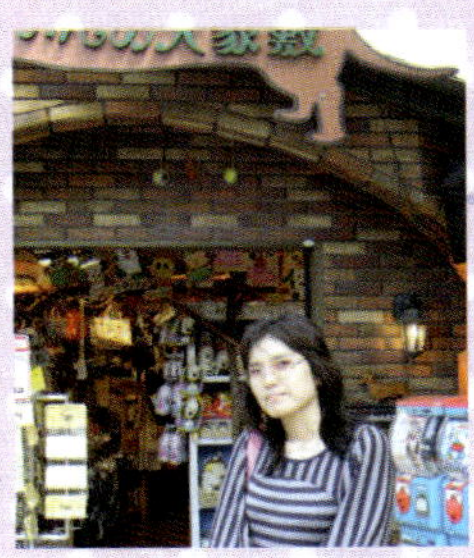

하해정
퍼스널 트레이닝 회원

테디! 그가 책을 낸다고 했을 때 선주문했습니다. *^^* 그의 이름만으로도 많은 정성과 열정이 들어갔다고 확신합니다. 그와 함께 운동했던 시간은 나에게 새로운 인생을 여는 시간이었습니다. 서른이 넘는 인생을 살아오며 나 자신에게 많은 투자를 했지만, 가장 의미 있는 투자는 그와 함께한 퍼스널 트레이닝이었다고 당당히 말할 수 있습니다.
이 책을 읽고 당신 자신을 믿으세요. 즐거움을 통해 달라져 가는 자신을 볼 수 있을 것입니다.

Contents

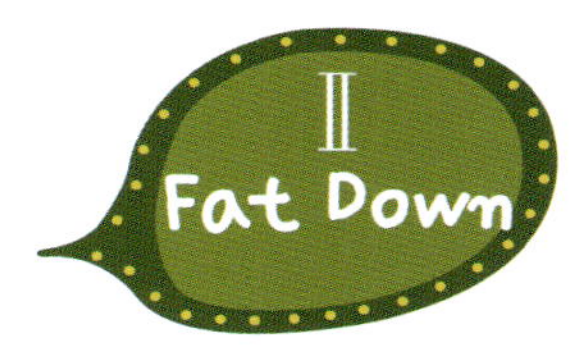

Ⅱ
Fat Down

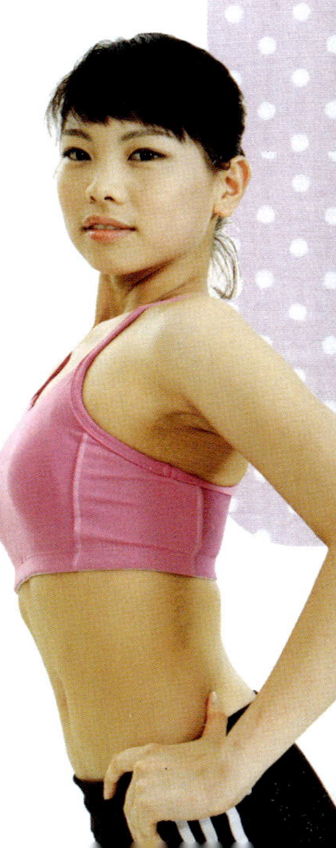

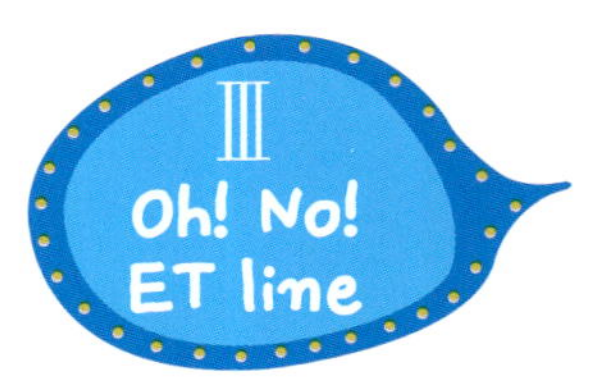
III
Oh! No!
ET line

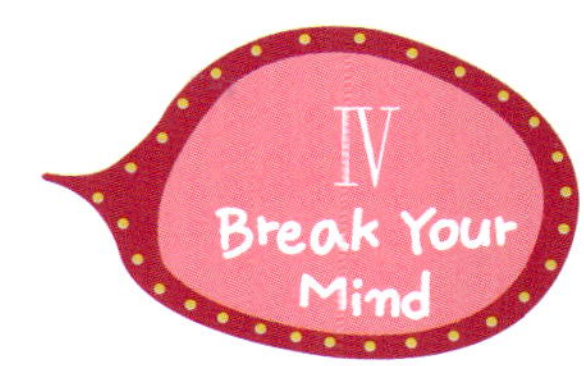
IV
Break Your
Mind

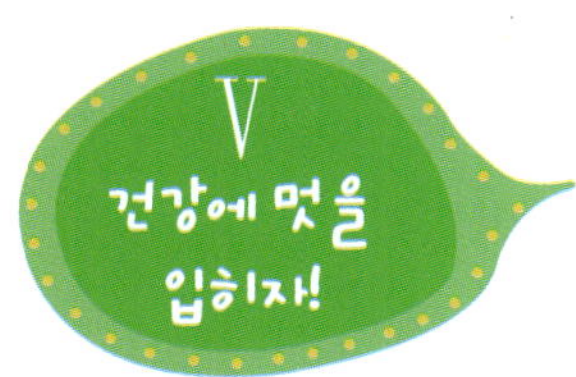
V
건강에 멋을
입히자!

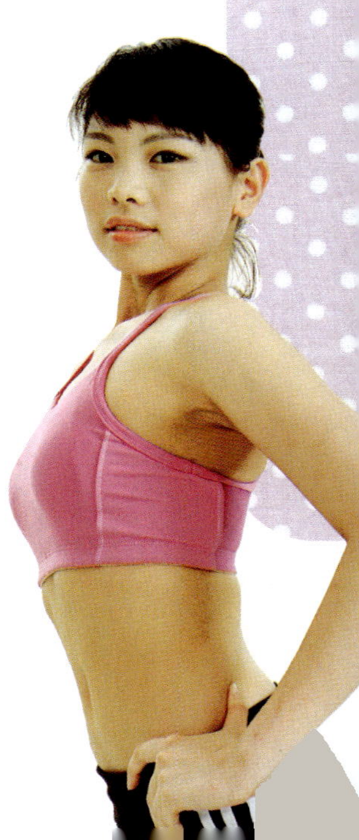

"열심히 땀 흘리는 당신, 인생을 즐겨라!

운동이란 순간적인 집착으로 달성할 수 있는 분야가 아닙니다. 지구력과 항상성을 바탕으로 자신의 궁극적 목표를 향해 꾸준히 실현해 나가야 합니다. 하지만 운동에 대한 올바른 이해가 바탕이 되지 않은 상태에서 다이어트만을 위해 운동할 경우 오히려 역효과를 경험하거나 큰 낭패를 보는 경우가 발생할 수 있습니다. 이 책의 독자들은 이 책을 통해서 올바른 운동 방향에 대해 생각하고 자신에게 맞는 운동 방법을 찾아 건강한 삶을 살아가는 현명한 사람이 되었으면 하는 바람입니다.

절망과 희망! 한 글자 차이지만 그 거리는 어마어마합니다. 운동은 인생에 있어 희망을 향한 발걸음입니다. 지금 이 순간부터 운동이란 부족한 자신을 완성시킬 수 있는 마침표라고 생각하십시오. 지금 흘리는 땀방울의 의미와 이유를 제대로 알 때 자신을 변화시킬 수 있는 것입니다. 생각의 차이가 변화를 만들고, 당신의 삶을 변하게 할 것입니다. 건강한 육체는 마음속에서부터 비롯하는 것입니다. 목표를 향해 가며 간혹 흔들릴 때마다 스스로에게 '왜'라는 질문을 던져 보십시오.
"왜 운동을 하려고 하는가?" "왜 멋있어지려 하는가?" " 왜 건강해지려 하는가?" 이에 대한 정답은 그리 오래 생각할 필요가 없습니다. 값진 땀방울의 소중함을 느끼며 최고가 아닌 최선을 위해 달리고 또 달리십시오. 머지않아 당신의 어깨에 당당함이라는 선물이 얹혀질 것입니다.

2007년 8월 저자 테디

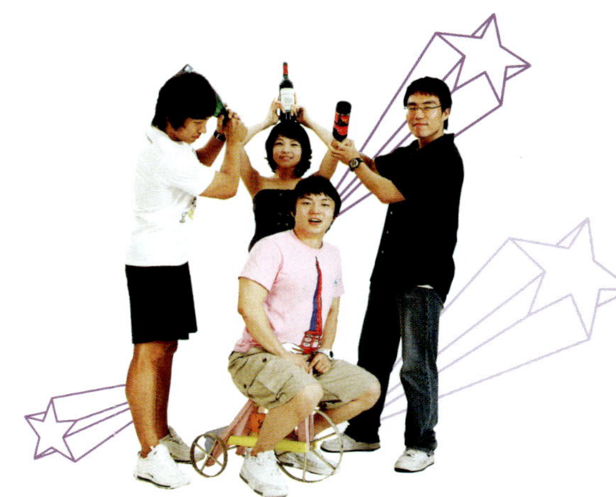

Special Thanks To

이 책은 나 혼자만의 결과물이 절대 아닙니다. 부족한 나를 다방면에서 자신의 일처럼 도와준 나의 패밀리들이 아니었다면 절대 불가능한 일이었을 겁니다. 책이 나오는 데 힘써 준 혁혁한 공신들을 소개합니다.

완전 정성 희경, 최고의 문학도 현정, 조폭 아영, 순진 미석, 귀염 민지 그리고 캐리어 지용, 엽기 천재 진아 님.

갑작스런 모델 부탁에 흔쾌히 도와주며, 며칠씩 음식 조절하면서 몸매 관리에 신경 써준 몸짱 숙영 쌤, 갱구 경임, 만세 만세 만만세! 항상 앞이 보이지 않은 나에게 길을 열어 준 찰스 춘원, 어드바이스 멤버 회장 승필! 짐볼 가이 오른팔 성만, 오른 발가락 장희!

무던히 집에만 처박혀 컴퓨터랑 씨름하는 저에게 한심한 눈빛 대신 기대의 눈빛을 보내 주신 부모님, 할머니. 이젠 정상인으로 살께요. ^^ 사랑하는 가족. 제가 있기까지의 P&C 컴파니.

테디가 인정한 출판사의 미더스 박선주 님 완전 땡큐!

끝으로 wellbeing teddy 카페 회원님들, 특히 누구라고 지칭하고 싶지만 왕따 될까봐… z, 정신적 지주 라이언, 카일, 은미, 병국, 쭈미, 전지혜 런 짱 님, 최현철 옵티멈 짱 님, 옵티멈 식구들까지… 감솨 감솨~~~.

이 은혜 꼭 갚아 더욱 더 열심히 도전하는 테디가 되겠습니다. 충성~~!!

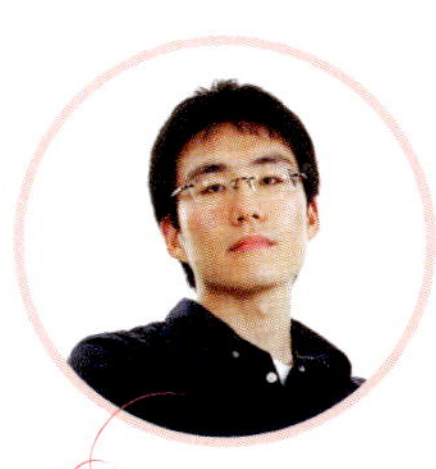

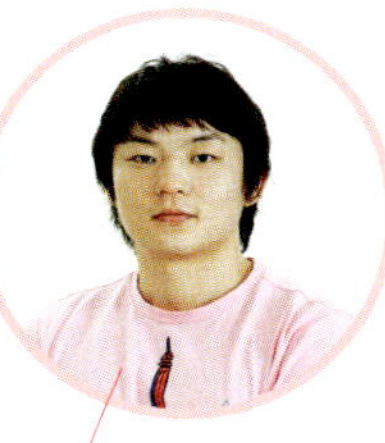

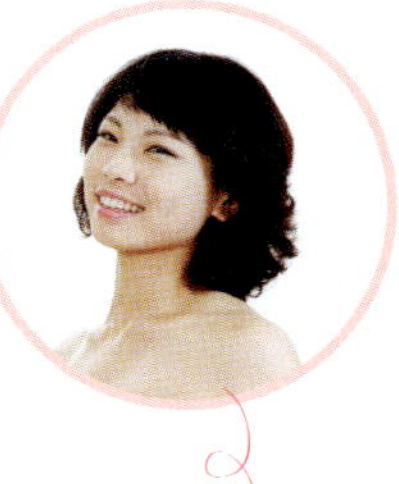

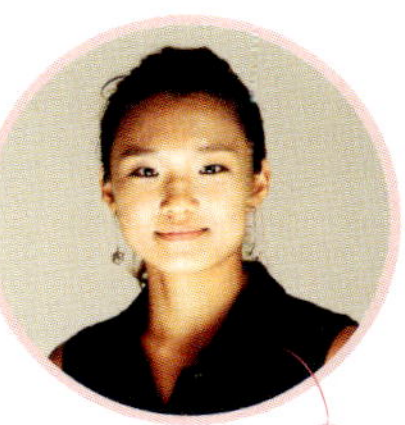

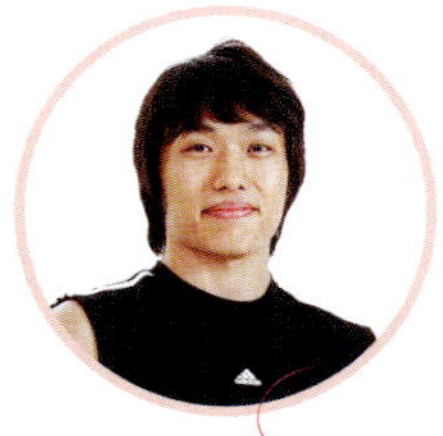

I

영양과 일촌 맺기

다이어트, 운동만 하면 된다고?

남녀노소를 불문하고 건강의 최대 적은 비만이다. 현대인에게 다이어트는 건강한 삶을 살기 위한 평생의 동반자라고 해도 과언이 아닐 것이다. 자! 그렇다면 과연 올바른 다이어트란 무엇일까? 대부분의 사람들은 다이어트에 대해 단순히 '체중을 줄이는 행위'라고 생각하는 경향이 있다. 그래서 며칠씩의 단식도 불사하거나, 오랜 기간 한 가지 음식만 먹는 원푸드 다이어트를 감내하는 등 체중을 줄이는 데에만 열을 낸다. 그러나 진정한 다이어트란 '체내 지방의 비율을 줄이고 근육의 비율을 늘리는 것'이며, 운동을 함께 동반해야 비로소 목표를 달성할 수 있다.

따라서 운동과 함께 우리 몸을 구성하고 있는 영양에 대해 바로 알아야 현명한 '식이요법'을 통한 다이어트를 할 수 있는 것이다. 즉, 적당한 운동과 적절한 영양 공급은 건강한 삶을 위한 불가분의 관계인 것이다.

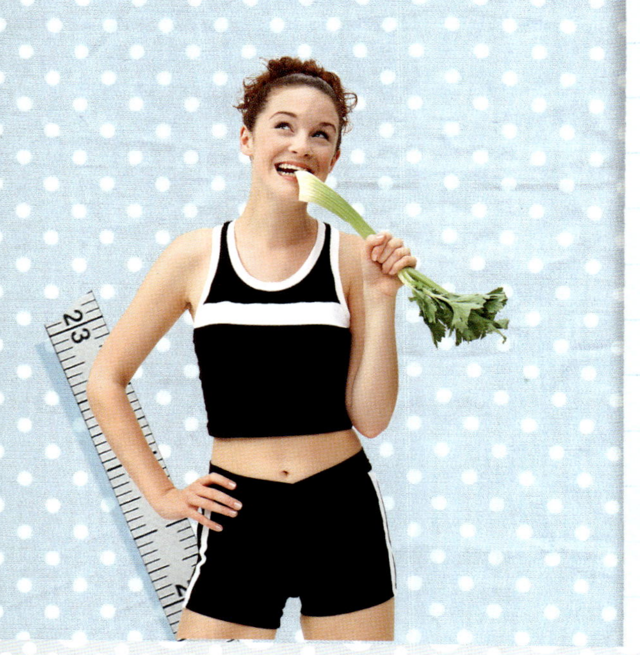

Teddy's point

다이어트(100) = 식이요법(30) + 운동(30) + 휴식 (20) + 의지(20)

얼마나 먹을까?

다이어트의 기본 원칙은 적게 먹는 것이다. 이것은 양적인 개념이 아니라 칼로리는 적으면서 영양의 균형까지 맞춰 가며 먹는다는 것을 의미한다. 일주일에 1kg의 체지방을 감소시키기 위해서는 평소 식사량보다 매일 1,000kcal씩, 일주일 동안 7,000kcal씩 적게 먹어야 한다.

적당한 칼로리 섭취량은 남자의 경우 이상 체중 1kg당 30~35kcal, 여자는 25~30kcal를 섭취하는 것이 원칙이다. 체중이 약 70kg인 여성의 경우 약 10kg을 빼려면 원하는 체중 60kg에 맞게 60×25kcal 또는 30kcal인 하루 1,500kcal에서 1,800kcal를 섭취하면 된다.

어떻게 먹을까?

이전에는 잘 먹지 않았던 색다른 과일이나 채소를 섭취해 보고 칼로리, 지방, 소금, 콜레스테롤 등은 줄이고 섬유소는 늘려 맛있는 식사를 구성하는 방법을 찾자. 한 종류의 음식만 먹는 원푸드 다이어트나 최근 유행하는 다이어트, 자신이 좋아하는 음식만 고집하는 식사 방법은 결코 몸에 필요한 모든 영양분을 공급해 줄 수 없다. 다양한 음식을 통해 식성을 유지하되, 같은 재료일지라도 조리법을 바꿔 열량을 줄일 수 있는 방법을 고민해 보자.

탄수화물

탄수화물을 알려주마!

탄수화물은 우리 몸이 필요로 하는 열량의 주공급원으로 주로 곡류에 많다. 다이어트라고 하면 단순히 밥의 양을 줄이면 된다고 생각하지만, 우리 몸은 탄수화물 섭취량이 부족하면 열량 보충을 위해 단백질로 대체하고, 이는 단백질인 근육을 파괴하는 결과를 낳는다. 따라서 지방 감소가 주목적인 다이어트의 효과를 떨어뜨리므로 반드시 일정량의 탄수화물은 섭취해야 한다.

탄수화물은 소화, 흡수되어 포도당으로 변하고 혈액을 통해 세포로 운반되어 에너지원으로 사용된다. 에너지원으로 사용되고도 남은 포도당은 글리코겐으로 변하여 근육과 간에 저장되는데, 근육과 간의 글리코겐 저장 능력에 한계가 올 정도로 과잉 섭취된 포도당은 피하 지방으로 변하여 축적된다. 하지만 체력 소모가 심하여 에너지원으로 사용될 포도당이 부족하게 되면 피하 지방으로 변한 포도당이 먼저 소모되면 좋을 텐데 실상은 그렇지 않다. 포도당이 부족하게 될 경우 근육과 간에 저장된 글리코겐이 포도당으로 변하여 에너지원으로 사용된다.

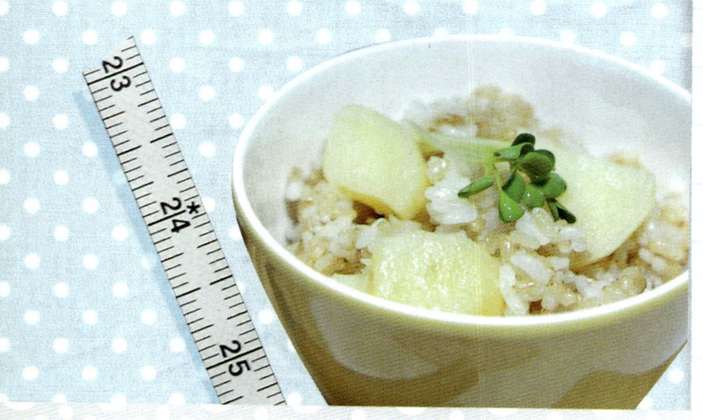

탄수화물과 함께라면 다이어트 힘들지 않아!

Teddy가 제안하는 식단 계획표 1탄 〔탄수화물 편〕을 살펴보자. 어떠한가? 기존의 굶는 다이어트와는 비교도 되지 않을 정도로 푹짐하게 먹으면서도 총 열량은 1,000Kcal 이하로 얼마든지 식단을 건강하게 구성할 수 있다. 흰 쌀밥 대신 잡곡밥과 보리밥의 구성은 탄수화물을 섭취함에 있어 올바른 구성이라 할 수 있다.

탄수화물 위주 식단 구성 예시 하루 총 967kcal				
아침 335kcal	잡곡밥 1/2공기 150kcal	북어 달걀국 160kcal	콩자반(작은 접시) 25kcal	
점심 270kcal	보리밥 1/2공기 148kcal	고등어구이 1/2마리 95kcal	시금치나물(작은 접시) 27kcal	
간식 49kcal	사과 1/2개 49kcal			
저녁 208kcal	잡곡밥 1/3공기 100kcal	미역국 55kcal	양배추찜 17kcal	조기구이 1/2마리 36kcal
간식 105kcal	무지방 우유 1컵 70kcal	토마토 1개 35kcal		

Teddy's point

- 탄수화물이 다이어트에 좋은 점?
  탄수화물의 섭취가 부족하면 단백질을 연소시켜 에너지로 사용한다. 따라서 지방을 태우고 싶다면 적당량의 탄수화물을 섭취해야 한다. 왜? 지방은 탄수화물을 연료로 사용하기 때문이다.

- 건강한 탄수화물 섭취는 어떻게?
  탄수화물은 전분과 섬유질로 되어 있는데, 섬유질이나 배아가 다 깎여 영양소가 부족하고, 혈당의 변화를 급격하게 하는 단순 당질을 피하는 것이 좋다. 흔히 삼백이라고 하는 흰 쌀밥, 흰 설탕, 흰 밀가루가 여기에 속한다. 되도록 가공과 정제를 덜한 통곡식류(호밀빵, 보리빵, 건강 빵, 현미, 오곡, 칠곡)를 섭취하는 것이 좋다.

지방을 알려주마!

지방은 우리 몸이 필요로 하는 열량의 주공급원으로 체내의 필수 지방산을 구성하는 요소이다. 또한 체내에 축적되고 남은 영양분의 저장 창고와 같은 역할을 하며, 유사 시 체내로 재동원되기도 한다. 흔히 지방을 다이어트의 최대 적이라고 하지만, 우리 몸에 이로운 지방도 있으므로 지방을 전혀 섭취하지 않을 수는 없다. 물론 과다한 지방 섭취는 예외 사항이다.

지방은 과잉 섭취된 탄수화물이나 단백질로부터 합성되기도 하지만, 식물성 기름 등에 많은 불포화 지방은 반드시 외부로부터 섭취해야 한다. 지방의 역할은 에너지원으로 사용되는 것은 물론이고 축적된 피하 지방은 추위와 더위를 막아 주는 단열 작용을 하며, 섭취 후 4시간까지는 소장에 머물러 서서히 소화됨으로써 배고픔을 지연시킨다.

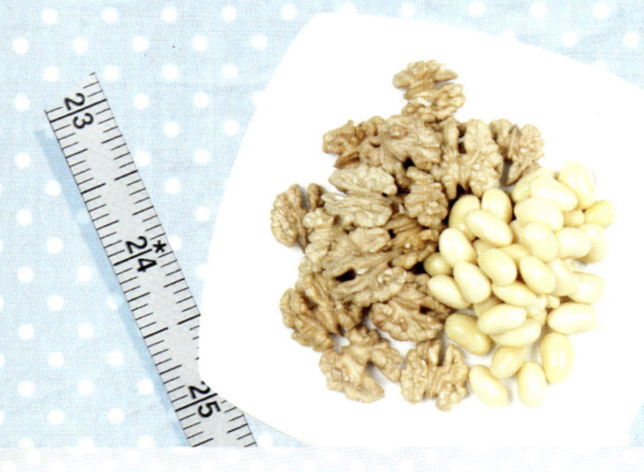

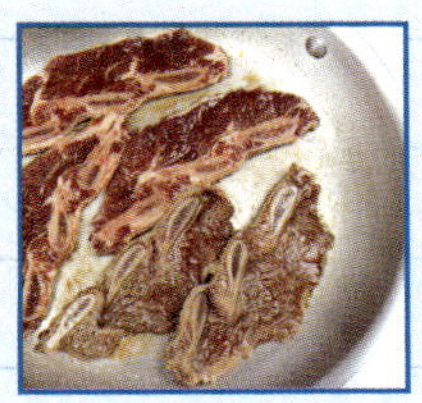

● 포화 지방산은 피하라

쇠고기나 돼지고기 등의 육식류에는 포화 지방산이 많이 들어 있다. 포화 지방산은 콜레스테롤 스치를 높이기 때문에 육식류 섭취를 자제하거나 기름을 제거한 뒤 먹는 것이 좋다.

또한 채소나 과일 등은 콜레스테롤 흡수를 방해하므로 고기를 먹을 때 채소나 과일을 곁들여 먹는 습관을 들여야 한다.

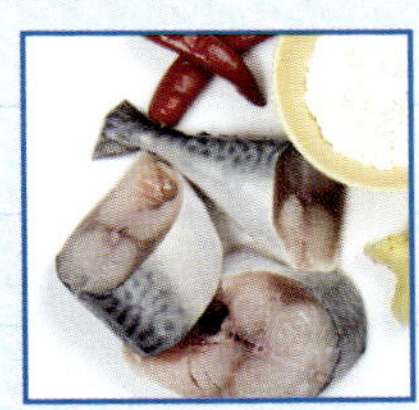

● 불포화 지방산을 섭취하라

불포화 지방산은 혈관 보호에 도움이 되는 건강 지방으로, 식용유(참기름, 들기름, 콩기름, 올리브 오일)와 등푸른 생선(고등어, 참치, 정어리, 꽁치)에 많이 함유되어 있다.

땅콩, 호두, 깨, 등 푸른 생선 등에 함유된 불포화 지방산은 같은 지방 성분이라 하더라도 콜레스테롤 수치를 낮추어 준다.

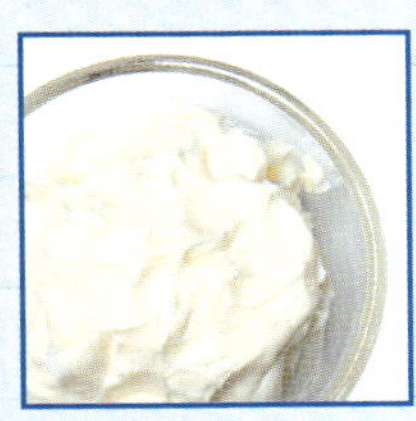

● 트랜스 지방 NO!

트랜스 지방은 혈관 질환을 일으키는 최대의 주범이다. 쇼트닝과 마가린이 대표적 음식으로, 콜레스테롤 수치를 높이고 고혈압, 동맥경화, 심장병, 뇌졸중을 유발한다.

지방! 거부하지 말고 **대체 식품으로** 섭취하자!

Teddy가 제안하는 식단 계획표 2탄 〔저지방 편〕을 살펴보자. 앞서 언급하였듯이 지방이라고 하여 우리 몸에 무조건적으로 나쁘다는 인식은 잘못된 생각이다. 지방도 우리 몸을 구성하는 데 없어서는 안 될 필수 요소이기 때문에 현명한 식단 구성을 통하여 섭취해야 즐거운 다이어트를 만들어 나가는 밑거름이 될 것이다.

자장면과 탕수육, 삼겹살 등은 다이어트를 하는 우리에게는 마치 독약처럼 느껴질 것이다. 그러나 이 음식들을 평생 안 먹을 수는 없다. 그럼 어떻게 섭취하는 것이 좋은가? 머리를 쓰자! 지방을 섭취하되 최소한으로 줄이고 대체하여 먹을 수 있는 식단으로 바꾸어 보자! Are you OK?

tip

지방 섭취를 줄이려면

- 우유는 무지방 또는 저지방으로 섭취한다.
- 샐러드 드레싱은 미리 뿌려 놓으면 흡수율이 높아져 고열량이 되므로, 꼭 먹기 직전에 뿌리자.
- 튀김 식품은 종이에 건져 충분히 기름을 제거한다.
- 돼지고기는 되도록 끓는 물에 삶아 지방을 걷어 낸 뒤 먹는다.
- 탕 요리 섭취 시 국물보다는 건더기 위주로 먹는다.
- 닭고기, 오리고기는 껍질을 제거한 뒤 섭취한다.
- 튀김보다 찜, 편육을 즐겨 먹는다.
- 포도씨유나 올리브유를 이용하여 보다 건강한 지방 섭취를 하여 고칼로리 섭취를 줄인다.

저지방 위주 식단 구성 예시

	표준 식단		대체 식단	
아침	안 먹는 경우		무지방 우유 1잔	60kcal
			사과 1개	80kcal
				140kcal
점심	자장면 1그릇	674kcal	자장면 1/2그릇	337kcal
	탕수육 6조각	129kcal	물만두 조금(3~4개)	137kcal
	탄산음료 1잔	87kcal	녹차 2잔	6kcal
		890kcal		**480kcal**
간식	캐러멜 마키아토 1잔	**510kcal**	시럽 제거 아메리카노 1잔	**10kcal**
저녁	안 먹는 경우		드레싱 뺀 채소 샐러드	110kcal
			방울 토마토 20알	40kcal
			저지방 두유 1잔	60kcal
				210kcal
총 칼로리	1,400kcal		840kcal	

Teddy's point

- 지방이 다이어트에 나쁜 점?
  지방은 살이 찌게 하는 주범이다.
  과잉 지방의 가장 큰 희생 기관은 심장, 혈관계이다.

- 건강한 지방 섭취는 어떻게?
  필수 지방산의 공급원인 견과류와 씨앗류를 간식으로 조금씩 먹자.
  육류는 피하고, 생선을 자주 먹자.
  가공 식품(가공 육류, 스낵류)의 섭취는 줄이고, 포화지방은 피하자.

단백질을 알려주마!

단백질은 우리 몸을 구성하는 주요 물질로, 신체의 모든 부위를 구성하는 재료이다. 다이어트 시 과하지 않은 단백질 섭취는 다이어트 효과를 극대화할 수 있다. 이는 단백질의 소화 속도가 다른 영양소에 비해 빨라 열량의 소비가 커지기 때문이다. 또한 장시간 공복감을 느끼지 않게 해주기 때문에 군것질을 막아 군살을 예방해 준다.

단백질의 기본 단위는 아미노산이며, 특히 닭, 달걀흰자, 두부, 콩, 치즈, 생선 등에 함유된 필수 아미노산은 몸에서 생성되지 않으므로 반드시 음식을 통해 섭취해야 한다. 단백질은 운동 후 30분에서 1시간 내에 섭취하면 근육의 흡수율을 높일 수 있어서 좋으며, 변비가 있는 여성은 섬유질과 함께 섭취하는 것이 좋다. 또한 단백질은 동물성 단백질보다는 아미노산이 풍부한 식물성 단백질을 섭취하는 것이 좋다.

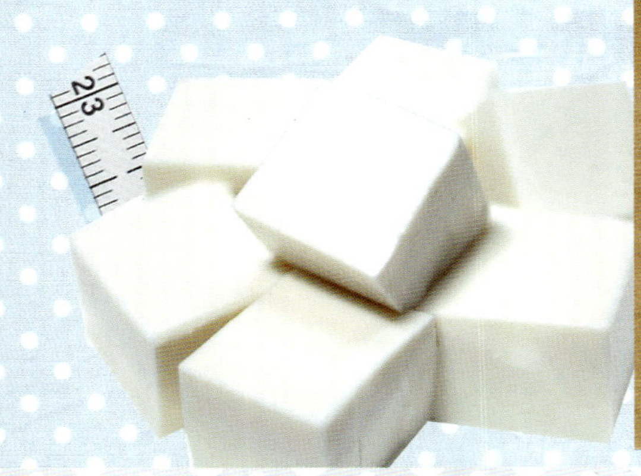

tip

동물성 단백질 vs 식물성 단백질

동물성 단백질
동물에 들어 있는 단백질로 대표적인 음식으로는 육류나 생선, 달걀 등이 있다. 삼겹살 등 기름진 육류, 베이컨, 햄 등은 되도록 섭취를 피하고, 튀기는 조리법으로 요리한 음식은 삼가도록 한다.

식물성 단백질
식물에 들어 있는 단백질로 대표적인 음식으로는 콩, 두부 등이 있다.

단백질과 함께라면 다이어트 힘들지 않아!

Teddy가 제안하는 식단 계획표 3탄 〔단백질 편〕을 살펴보자. 탄탄한 근육녀로의 변신에 있어 단백질 섭취는 없어서는 안 될 중요한 요소이다. 한 가지, 흔히 닭가슴살을 섭취할 경우 우리 몸에 모두 흡수되는 걸로 알고 있으나 닭가슴살은 100g당 30g만이 흡수된다. 여자의 경우 단백질 섭취 권장량은 체중 1kg당 1~1.5g, 근력 운동을 하는 경우에는 1.5~2g 정도가 적당하다.

단백질 위주 식단 구성 예시 **하루 총 999kcal**

아침 250kcal	호밀빵 1조각, 달걀 프라이 1개, 무지방 우유 1컵 80kcal 100kcal 70kcal	
점심 320kcal	구운 닭가슴살 100g, 통밀빵 샌드위치 140kcal 180kcal	
간식 114kcal	키위 1개, 플레인 요구르트 1개 54kcal 60kcal	
저녁 185kcal	두부 삶은 것 80g(1/4모), 브로콜리(작은 접시), 채소 셀러드(보통 접시) 63kcal 22kcal 100kcal	
간식 130kcal	달걀흰자 2개, 두유 200ml 32kcal 98kcal	

Teddy's point

- 단백질이 다이어트에 좋은 점?
  에너지 소모량을 증가시켜 다이어트 효과를 극대화한다.
  장시간 공복감을 느끼지 않게 하므로 군것질을 줄일 수 있다.

- 건강한 단백질 섭취는 어떻게?
  콩을 먹자!
  필수 아미노산은 꼭 섭취하자!
  동물성 단백질 섭취 시 되도록 튀기는 조리법을 멀리하자!

밭에서 나는 고기, 콩

- 41.3%의 단백질을 함유하고 있어 가장 우수한 식물성 단백질 식품이다.
- 콜레스테롤을 없애 주고, 혈관의 노화 및 암까지 예방할 수 있다.
- 장과 신장 기능을 향상시켜 대소변의 소통이 정상적으로 이루어지도록 한다.

첫째, 콩은 몸 안에 축적된 지방의 양을 낮추는 데 도움을 준다.

이는 식사로부터 섭취된 칼로리 중 지방으로 저장시키는 양을 적게 한다는 의미이다. 그러나 제 아무리 콩이 다이어트에 효과가 있다고 해도 과식을 하는 당신에겐 무용지물이 될 것이다. 식사량 제한과 함께 반찬으로 콩 종류를 많이 섭취하는 것이 좋다.

둘째, 콩은 근육량을 늘려 준다.

근육은 많은 에너지를 소모하는 조직이기 때문에 근육량을 늘린다는 것은 더 많은 에너지를 소모할 수 있게 된다는 의미이다. 같은 신장에 같은 체중이라고 해도 상대적으로 체지방이 과도한 사람이 있고, 적당한 사람이 있다. 체지방이 과도하면 상대적으로 근육량이 부족한 경우가 대부분이다. 근육 조직은 지방 조직에 비해 에너지 소모가 많은 조직이므로 근육이 적고 지방이 많다는 것은 그만큼 살찌기 쉽다는 것을 의미한다. 또한 다이어트의 숨은 적, 요요 현상 방지에 도움을 준다.

셋째, 만복감을 주고 인슐린이 과도하게 분비되지 않도록 해준다.

콩은 인슐린이 과도하게 분비되지 않도록 하고, 혈당의 급격한 상승을 막아 주기 때문에 과도한 인슐린 분비로 인해 포도당이 지방으로 저장되려는 경향을 낮추어 준다. 인슐린 분비를 낮추게 되면 단것이 심하게 먹고 싶어지는 욕구가 줄어들며, 다음 끼니까지 만족감을 느낄 수 있다.

넷째, 활력을 준다.

고된 직장 생활 때문에, 불규칙한 다이어트 습관 때문에 운동은 고사하고 힘이 없어 정상적인 생활조차 어렵다면! 콩을 사용한 음식을 많이 먹자. 콩을 비롯한 단백질 섭취는 우리 몸에 활력을 주어 보다 생기 있게 활동하고 운동할 수 있게 만들어 준다.

현명한 다이어트를 위한
똑똑한 식습관

첫째, 저녁 운동 전에는 가볍게 식사를 하자

다이어트를 위해 점심만 먹고 저녁은 굶은 채 다음날 아침까지 위를 비워 놓으면 위가 산성화돼 속이 쓰리고 현기증이 날 수도 있다. 더구나 이런 상태에서 저녁 운동까지 병행하면 몸 속의 혈당이 떨어져 스트레스 상태에 놓이고, 이로 인해 날씬해지는 것이 아니라 도리어 노화를 촉진시킬 수도 있다.

운동 전에는 비교적 소화가 잘 되는 음식이 적당하며, 탄산음료는 피하는 것이 좋다. 운동 바로 직전에 음식물을 섭취하는 것보다는, 운동 1시간 전쯤에 섭취해 운동할 때 위의 부담을 줄여 주어야 한다. 또 운동 전에는 수분이 많은 음식을 섭취해 운동으로 빠져나갈 수분을 미리 보충해 주는 것도 현명한 방법이다.

둘째, 운동 후에는 탄수화물 또는 과일을 먹자

운동 중간 중간에 수분을 조금씩 보충해 주는 것이 좋다. 운동이 끝난 후에도 음식을 바로 섭취하는 것보다는 약 1시간 후에 섭취하는 것이 좋다. 운동 후 근육에 쌓인 피로를 풀어 주기 위해 탄수화물이 약간 함유된 음식을 섭취하는 것이 좋으나, 고탄수화물을 다량 섭추 하면 자칫 체중이 증가할 수 있으므로 주의하자. 여기에 약간의 과일과 채소를 곁들이면 공복감까지 해소할 울 수 있다. 운동을 한 뒤 심한 배고픔 때문에 잠을 이루지 못한다면 미지근하게 데운 우유를 한 잔 정도 마시는 것도 좋다.

기본 중의 기본

★

물

물과 친해지면 **피부 미인**이 돼요!

트레이너의 성향에 따라 운동 중 물을 마셔도 된다와 마셔서는 안 된다의 상반된 의견이 제시되기도 한다. 정신력과 집중력을 키우기 위해서 물 먹는 시간도 아낀다면 어쩔 수 없지만, 본래는 수분을 수시로 섭취하며 운동하는 것이 좋다. 평상 시에도 자주 물을 마시면 허기를 덜 느끼게 되고, 원활한 신진 대사를 촉진하고 탄력 있는 피부를 만들어 준다.

성인의 경우 하루 2.5~3ℓ 정도의 물을 마셔야 섭취와 배설이 균형을 이룬다. 한 번에 많은 양의 물을 마시기보다는 조금씩 여러 번에 나누어 마시도록 하자. 식전 30분~식후 1시간 사이를 피해 아침 기상 직후 그리고 활동하는 낮 시간에 수시로 물을 마시는 습관을 기르자.

tip

물 마시기를 생활화하자!

- 외출 시 작은 페트병에 물을 담아 다니면서 자주 물을 마시자.
- 아침에 일어나서 한 잔, 식사 전후에 한 잔, 목욕 후에 한 잔, 1회 200㎖씩 6~8회로 나누어 마시자.
- 운동할 때 땀이 많이 배출되기 때문에 운동 후에는 평소보다 많은 양의 물을 마시자.
- 갑자기 차가운 물을 마시면 체온이 내려가고 이는 몸의 체온을 유지하기 위해 대사가 낮아질 위험이 있다. 따라서 물의 온도는 15℃ 정도가 적당하다.

우리는 **왜 물을 마실까?**

1. 부기를 없앤다.

물을 마시면 몸이 붓는다고 생각하는 사람들이 있다. 결론은 아니다. 몸에 나트륨 성분이 많을수록 수분을 섭취하면 수분 대사를 촉진시켜 오히려 부기와 살이 빠진다.

2. 장 운동을 원활하게 한다.

물은 변을 부드럽게 하여 배변을 도와준다. 아침에 일어나서 마시는 물 한 잔, 당신의 장을 잠에서 깨워 줄 것이다.

3. 체온 조절을 통해 기초 대사를 향상시킨다.

물을 마시면 체온이 내려가고 몸 안에서 다시 원래의 체온으로 돌아가려고 칼로리를 소비하면서 살이 빠진다. 이런 상황이 반복되면 땀 흘리는 것이 쉬워지고 대사 활동이 활발해진다.

한 번의 실천이
백 번 보고 듣는 것보다 낫다!

지금까지 우리 몸을 구성하고 있는 3대 영양소인 탄수화물, 지방, 단백질에 대한 내용을 살펴보고, 어떻게 하면 현명하고 올바르게 식단 구성을 할 수 있는지에 대해 알아보았다. 그렇다면 지금 우리에게 남은 과제는? 바로 실천이다. 한 번의 실천이 백 번 보고 듣는 것보다 낫다.

이제 일상생활 속에서 실천할 수 있는 다양한 방안들에 대해서 알아보자. 생활 속 작은 실천을 통해 더 이상 물러서지 말고 여러분이 원하는 목표를 달성하기 바란다.

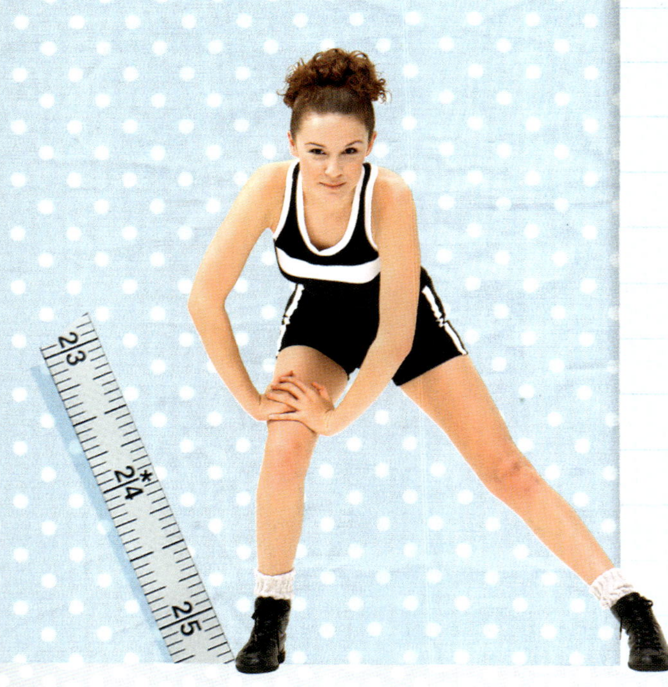

원하는 몸매에 맞는 **체형별 맞춤 식이요법**

어떤 음식을 먹느냐에 따라 근육질의 탄탄한 몸매가 될 수도, 근육 없이 부드러운 몸매가 될 수도 있다.

근육질의 **탄탄한 몸매**를 원하는 당신

복합 탄수화물과 단백질 위주의 식단을 조금씩 자주 섭취하자. 근육을 만드는 데에는 영양 및 식이요법이 매우 중요한 비중을 차지한다. 제대로 된 영양 섭취 없이는 근력의 성장도, 멋진 라인도 생기지 않는다. 단백질 위주의 식단이 아닌, 골고루 영양을 섭취하되 단백질의 양을 늘려야 하며 탄수화물과 물을 섭취해 주는 것이 매우 중요하다. 또 몸에 좋은 식품이라고 한 번에 많은 양을 먹기보다는 다양한 식품을 골고루, 조금씩, 자주 먹는 것이 웨이트 트레이닝의 효과를 높이는 방법이다.

근육질은 싫다! **매끈하고 유연한 몸매**를 원하는 당신

식이섬유가 풍부한 채소와 비타민 위주의 식단을 섭취하자. 몸에 근육이 붙는 것이 싫다면 고단백 음식을 피하고 꾸준한 스트레칭과 약한 유산소 운동을 통해 지방을 연소시키고 몸을 유연하게 만들어야 한다. 근육이 적은 사람은 쉽게 붓기 때문에 지나치게 자극적인 음식은 삼가는 것이 좋다. 녹차를 자주 마시고, 비타민이 많은 견과류, 식이섬유가 풍부하고 신체 독소와 부기를 제거하는 양배추를 많이 섭취하자.

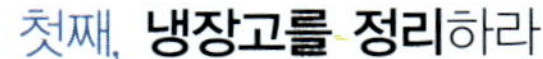

생활 속의
작은 실천이
S라인을 만든다

첫째, **냉장고를 정리**하라

하루에 냉장고 문을 몇 번이나 열고 닫는가? 당신을 유혹하는 고열량의 음식을 냉장고에서 꺼내 과감히 쓰레기통에 던져 버리자.

둘째, **다이어트 일지**를 적어라

무엇을 얼마나 먹었는지 다이어트 일지를 써 보자. 무심코 지나칠 수 있는 잘못된 식습관을 발견하고, 음식 섭취량을 조절할 수 있는 계기가 될 것이다.

셋째, 끼니를 거르지 말고, **간식은 자제**하라

여자의 경우 1,000~1,200kcal, 남자의 경우 1,500~2,000kcal의 열량을 하루 동안 섭취해야 하며, 요요현상을 피하기 위해서도 절대 끼니를 걸러서는 안 된다. 간식을 먹을 경우에는 과자류나 빵류보다는 샐러드, 토마토 등 비타민과 섬유소가 풍부한 채소나 과일을 선택하자. 식전 30분~1시간 전에 적당량을 먹으면 식사량 조절에도 도움이 된다.

넷째, 식사는 일정한 시간에, **세 끼의 비율은 3:3:2로**

식사는 일정한 시간에 규칙적으로 하며, 아침:점심:저녁은 3:3:2로 배분하여 필요한 칼로리를 섭취한다. 특히 아침 식사를 충분히 하면 신진 대사가 높아져 지방을 연소하여 분해하는 데 도움이 된다. 이때 곡류와 채소를 중심으로 먹는 것이 좋다.

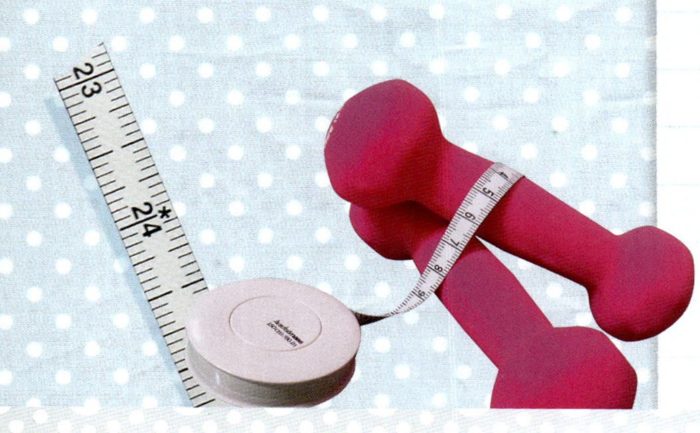

다섯째, 다이어트에 필요한 영양소와 **섬유질이 풍부한 음식**을 섭취하라

칼로리 섭취량 감소에 따라 자칫 영양의 불균형을 초래할 수 있으므로 필수 영양소를 골고루 섭취하라. 양질의 단백질, 비타민 및 무기질 등의 신진 대사 조절 영양소, 골다공증 예방 및 신경을 안정시켜 주는 칼슘, 지방 및 단백질의 연소를 돕는 철, 섬유질이 풍부한 채소류 등을 신경 써서 섭취하는 것이 좋다.

여섯째, 포장지에 적힌 **설명서를 꼼꼼히** 읽어라

식품 포장지에 적힌 설명서를 꼼꼼히 읽자. 저지방 식품을 고르기 위한 당신의 시간 투자는, 신선하면서도 건강한 그리고 보다 현명한 다이어터가 될 수 있는 지름길이 될 것이다.

일곱째, **물을 많이** 마셔라

물은 열량이 없기 때문에 많이 마셔도 살이 찌지 않는다. 습관적으로 마시면 포만감이 생겨 허기를 덜 느끼게 될 뿐만 아니라, 신진 대사가 원활해지고 변비를 예방한다. 성인의 경우 하루 2.5~3ℓ 정도의 물을 마셔야 섭취와 배설이 균형을 이룬다. 한 번에 많이 마시는 것보다 여러 번에 나누어 마시며, 식사 30분 전이나 식사 2시간 후에 마시는 것이 좋다.

여덟째, 한 끼에 먹는 모든 음식을 **커다란 접시에 담아** 먹어라

적당한 크기의 접시에 자신이 한 끼에 섭취하는 모든 음식을 담아 먹는 것이 좋다. 이렇게 하면 한 끼의 음식 섭취량을 눈으로 확인하며 조절할 수 있는 장점이 있다. 또한 먹는 음식을 한눈에 살필 수 있어 영양의 균형까지 맞출 수 있다.

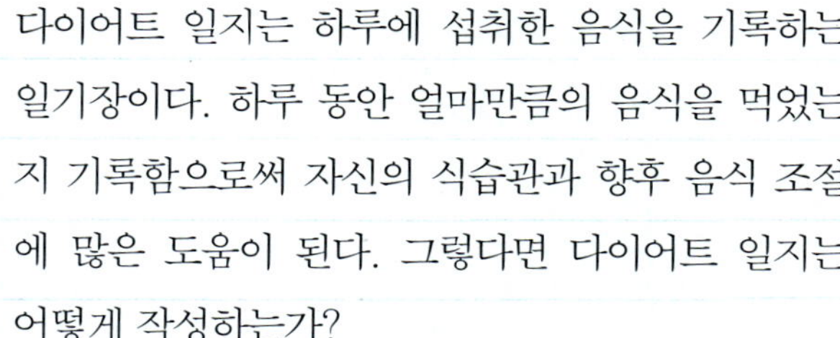

다이어트 일지 쓰는 법

다이어트 일지는 하루에 섭취한 음식을 기록하는 일기장이다. 하루 동안 얼마만큼의 음식을 먹었는지 기록함으로써 자신의 식습관과 향후 음식 조절에 많은 도움이 된다. 그렇다면 다이어트 일지는 어떻게 작성하는가?

첫째, 달력에 운동 계획일을 표시하고 회식이나 모임 등 다이어트에 방해가 될 수 있는 날을 체크해 긴장감을 유지하라.

둘째, 현실적인 목표 수치를 눈에 띄게 쓰고 자신의 다이어트 전 사진을 붙여 놓아라. 물론 애프터 사진이 들어갈 자리도 만들어 놓고 신체 사이즈를 간략하게 적어 놓을 것!

셋째, 아침, 점심, 저녁 식사를 차례로 적고 식사 시간대를 체크할 것! 식사 섭취량을 토대로 칼로리를 계산해 보고 섭취 시간을 고려하여 일관된 식습관을 갖는다.

넷째, 배변 사항을 적어 다이어트의 주적인 변비를 항상 경계하라.

다섯째, 그날그날의 신체 컨디션을 꼭 기록하라! 자신의 바이오 리듬을 살펴 운동량을 조절하는 데 사용하라.

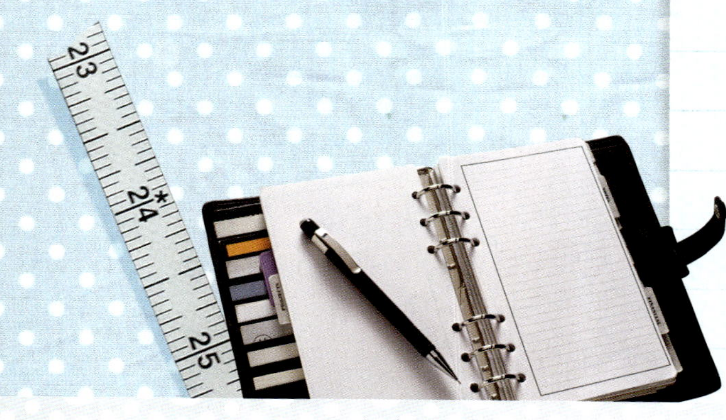

여섯째, 운동 전 몸무게와 운동 후 몸무게를 꼭 측정하라. 이때 수분량의 차이로 운동 후 살이 빠졌다고 생각하는 것은 금물. 하지만 매일 고난의 다이어트 과정에 유일한 기쁨이 되는 것은 몸무게의 변화이므로 동기 부여와 목표 달성에 시너지 효과를 얻을 수 있다.

일곱째, 그날그날의 운동 실시 사항을 기재하라. 이는 매번 반복되는 운동 패턴을 지양하고, 자신이 선호하거나 효과가 좋은 운동을 찾는 데 많은 도움을 준다.

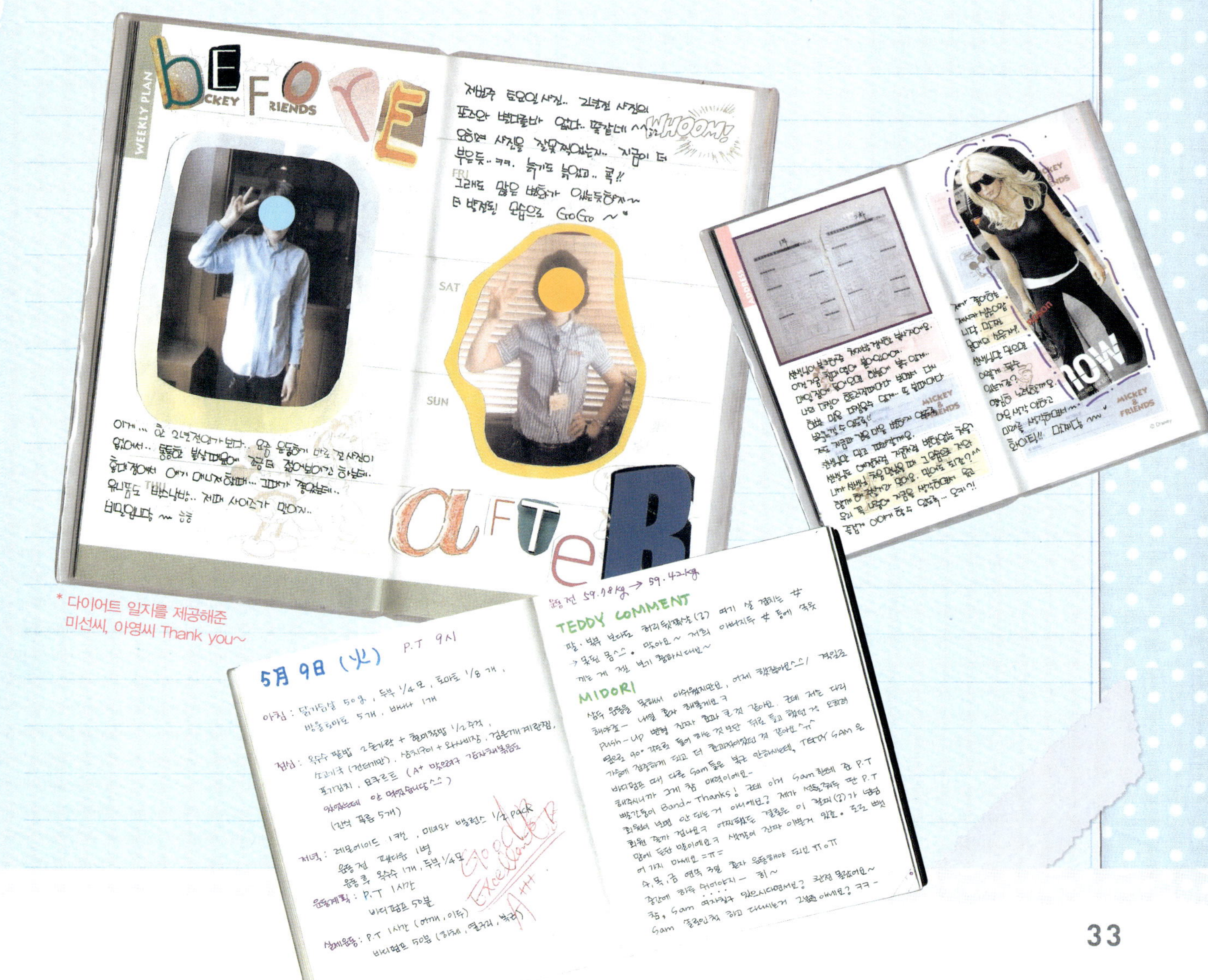

* 다이어트 일지를 제공해준 미선씨, 아영씨 Thank you~

다이어트 일지 샘플

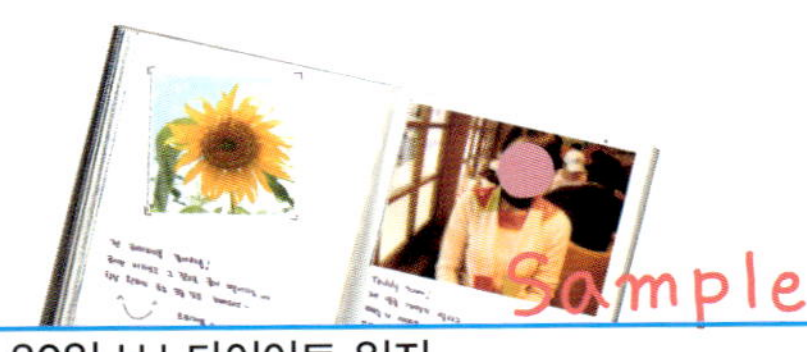

9월 20일 HJ 다이어트 일지

9월 셋째 주(09.18~09.24) 목표 : 유산소 운동을 통한 fat down + 근력 비중 강화!!

①

운동 前	54.74kg	운동 後	54.36kg

식 사

9월 셋째 주(09.18~09.24) : 저탄수화물 고단백 & 수분과 섬유질 섭취 & 나트륨 최소화

②

아침	달걀 프라이 2개, 양배추 찜, 키위 2개, 콩자반 40g, 된장국 1/3
점심	잡곡밥 2/3, 콩자반, 마른 새우볶음, 오이무침
저녁	운동 전 : 초콜릿 3조각, 두유 230ml
	운동 후 : 방울토마토 10개, 양배추 찜, 빵 약간

운동 일지

③

시간	운동 명칭 / 부위	종류	횟수(회)	세트/시간
08:00~08:50	스텝			50분
09:00~09:40	등 운동	케이블로우	15	2분
		벤트오버로우	20	2분
		프론트 풀 다운	15	2분
	삼두 운동	라잉 프렌치 프레스	15	2분
		딥스	15	2분
		킥백	15	2분
	복근 운동	반 윗몸일으키기	20	2분
		90도 크런치	20	2분
		폴더 자세	15	2분
		트위스팅 크런치	15	2분
		하복근 업&다운	20	2분
		옆구리	15	1분
10:00~10:50	스피닝			50분

④

배변 시간	오전 7시 20분	1번

HJ 생각

⑤

운동에 대한 고찰	1. 유달리 스텝 수업 시 땀도 안 나고 무릎만 아파서 몸이 따로 노는 상황 --;; 2. 스피닝으로 유산소 운동을 대신하였으며, 재미 들인 복근운동 - 왜 이렇게 해보고 싶은 동작이 많은지 - ㅋㅋ 또한 하복부를 단련할 수 있는 방법을 생각해 보아야 할 듯
식단에 대한 고찰	1. 회사 지하 1층에 교보문고가 있습니다. - 점심시간을 이용해 간간이 관련 다이어트 서적의 식단 부분을 보면서 나의 식단을 다시 한번 생각해 보았습니다. 좀더 노력하여 훌륭한 관리모드를 유지하자 아자~ 2. 운동을 가야 하는 상황에서 졸리고 몸이 물먹은 솜뭉치처럼 늘어지는 듯하여 초콜릿을 먹었습니다. ;; 가~끔씩 한번 정도는 괜찮겠죠?

* 이현지씨의 실제 다이어트 일지입니다.

왼쪽의 다이어트 일지는 부분 비만을 극복한 이현지씨의 실제 일지입니다. 식단과 운동법, 배변 시간 그리고 운동에 대한 생각까지 다이어트 일지에 필요한 모든 항목이 완벽하게 정리된 샘플입니다. 여러분도 이현지씨의 다이어트 일지를 참고로 자신만의 멋지고 깜찍한 다이어리 일지를 작성해 보세요. 다이어트를 결심하고 실행하는 데 많은 심리적인 도움을 받을 수 있을 것입니다.

❶ 운동 전/후 몸무게 체크는 성취감과 도전의식을 강하게 하는 데 굉장히 중요합니다. 번거롭고 별로 변화가 없다고 건너뛰면 안 돼요!

❷ 아침, 점심, 저녁 식사뿐 아니라 간식까지 꼼꼼히 기록하는 게 중요합니다. 먹는 모든 음식의 칼로리를 계산하면서 먹기는 어렵지만, 섭취하는 모든 음식을 기록하는 것만으로도 자신의 식습관을 한눈에 알 수 있는 좋은 자료가 됩니다. 가능하다면 섭취 시간도 함께 적어 준다면 금상첨화!

❸ 운동 시간과 운동 내용을 적는 곳으로 자신에게 적합한 운동 방법을 찾고 효과가 없는 운동을 구분하는 데 긴요한 자료가 됩니다. 운동도 자신에게 맞는 운동이 있답니다. 남들이 좋다고 하여 무조건 하기보다는 자신에게 맞는 재밌는 운동을 하면 효과가 더욱 좋겠지요.

❹ 배변 사항을 항상 체크해서 변비를 예방하고 소화 기능을 점검합니다. 이 부분은 현재 자신의 스트레스 지수와 연관지어 몸 상태를 파악하는 데 활용할 수도 있습니다.

❺ 본인의 생각을 적어 봄으로써 반성과 함께 내일의 계획을 세워 봅니다. 간략한 다이어트 일기이자 미래 계획으로 방심할 수 있는 자신을 지켜 주는 열쇠가 될 것입니다.

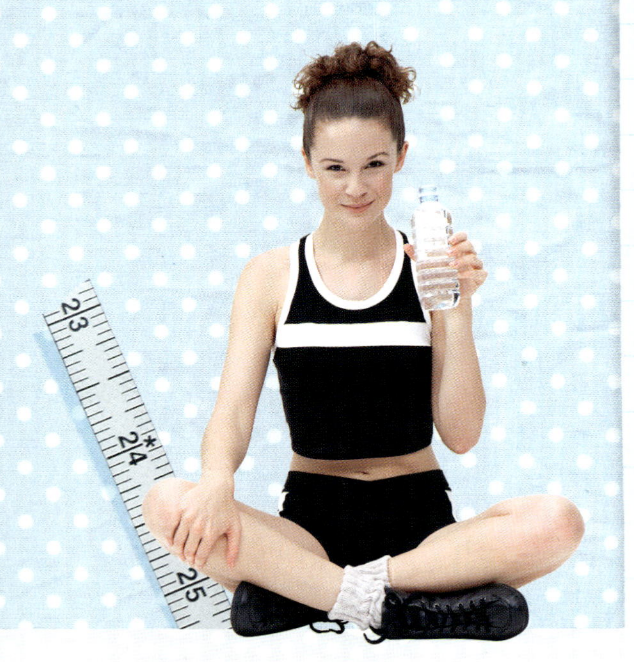

첫째, 식물성 기름을 이용하자

다이어트 식단의 요리법은 찌거나 삶는 것만 있는 게 아니다. 또한 구이나 전, 볶음 등을 먹고 싶을 때도 있다. 볶음 요리가 좋지 않다고 전혀 안 먹을 수는 없다. 볶음 요리에 사용하는 기름을 올리브나 마늘 기름 등을 사용해 지방의 부담을 덜면 된다. 먹고 싶은 것은 먹으면서 지방 섭취도 줄이고, 미네랄 성분을 함께 섭취할 수 있어 좋다.

둘째, 짠 음식을 멀리하자

짠 음식에는 나트륨 성분이 가득하다. 나트륨 성분은 체내 지방화를 가속화시키므로 다이어트뿐만 아니라 건강에도 매우 좋지 않다. 따라서 되도록 짠 음식을 먹지 않기 위해 노력해야 한다. 예를 들어 배추김치 대신 백김치를 먹어 보자. 배추김치에 비해 나트륨 함량이 낮은 백김치는 섬유소 섭취는 물론 자칫 질리기 쉬운 샐러드와 과일 중심의 서양식 식단에서 느끼는 지루함을 덜어 준다.

셋째, 요리법을 다양화하자

질릴 정도로 동일 음식과 동일 조리법을 반복한다면 다이어트를 두 번 다시 떠올리기 싫을 것이다. 최대한 영양 상태를 고려하여 굽거나 볶거나 삶는 방법을 활용하여 목표를 위해 정진하는 자신에게 입 속의 행복을 주자.

1일

아침	채소볶음(작은 접시), 단호박구이(2조각), 달걀흰자 3개, 닭가슴살 셰이크
점심	닭가슴살 채소볶음밥, 백김치, 초코바 1개, 토마토 주스
저녁	잡곡밥, 쇠고기 스테이크, 백김치, 양배추 샐러드, 키위 1개

2일

아침	구운 두부 샌드위치, 시금치 닭살 샐러드, 바나나 1개, 사과 1개
점심	닭가슴살 셰이크, 기름 뺀 참치, 잡곡밥, 양파 파프리카 볶음(작은 접시), 백김치
저녁	고구마 1개, 닭가슴살 샐러드, 토마토 1개

3일

아침	닭가슴살 채소볶음밥, 양배추 시금치 샐러드, 키위 1개
점심	달걀 3개, 연어구이, 잡곡밥, 백김치, 단호박찜
저녁	잡곡밥, 참치 두부전, 닭가슴살 칠리볶음, 오이 1개, 마늘 조금

4일

아침	감자 수프, 토마토 시금치 샐러드, 닭가슴살구이
점심	닭가슴살 셰이크, 고구마 1개, 토마토 1개, 구운 버섯 닭살 샐러드(보통 접시)
저녁	현미콩밥, 양배추 단호박볶음, 스테이크, 두유

5일

아침	버섯 채소볶음밥, 오렌지주스, 와인 닭가슴살구이, 사과 1개
점심	닭가슴살 셰이크, 브로콜리 수프, 구운 두부, 양파 피망볶음, 초코바 1개
저녁	쇠고기 채소볶음밥, 기름 뺀 참치, 양배추 닭살 무침, 토마토 주스

6일

아침	와인 닭가슴살구이, 오믈렛, 감자 1개, 사과 키위 주스
점심	잡곡밥, 삼치구이, 고구마 샐러드, 두부전, 백김치, 토마토 1개
저녁	고구마 1개, 당근 주스, 양배추 샐러드(보통 접시), 닭가슴살 칠리구이

7일

아침	쇠고기 채소볶음, 닭가슴살 셰이크, 키위 1개, 단호박 1개
점심	닭가슴살 쇠고기덮밥, 고추볶음, 토마토 주스, 백김치
저녁	감자수프, 고구마 시금치 샐러드, 토마토 1개, 스테이크

우유

우유는 다이어트 과정에서 자칫 부족해지기 쉬운 칼슘을 보충해 준다. 단, 되도록 저지방 우유를 선택하라. 또한 우유를 따뜻하게 데워 마시면 숙면을 취하는 데 도움이 된다.

깐 밤

밤은 나무 열매 중 비타민이 가장 풍부하게 들어 있고 피부 미용에도 좋다.

배추

배추는 수분 함량이 높고 변비에 좋은 섬유질이 풍부하다. 또한 피로를 풀어 주는 비타민과 칼슘도 풍부하다.

단호박

단호박은 소화 기능을 회복시켜 주고 포만감을 느끼기에 좋다. 멋진 몸을 만드는 데 남자에게 고구마를 추천한다면 여자에겐 단호박을 적극 추천한다.

저지방 플레인 요구르트

플레인 요구르트 역시 다이어트 시 부족하기 쉬운 무기질과 비타민이 풍부한 반면 칼로리가 낮아 최고의 다이어트 간식이라 할 수 있다.

브로콜리

브로콜리에는 비타민뿐만 아니라 철이 풍부하게 들어 있다. 브로콜리를 올리브 오일에 살짝 볶아 먹으면 미네랄 성분이 더해져 더욱 좋다.

찐 달걀 & 닭가슴살

단백질 섭취의 대명사로 자리 잡은 이 두 식품은 단백질 함량이 높고 지방 함량은 거의 없기 때문에 근사한 몸매 라인을 만들고 근육을 만드는 데 가장 기본이 되는 음식이다.

토마토

토마토는 식사 후 디저트로 먹어도 좋고, 꿀과 함께 갈아 먹는다면 식사 대용으로 손색없다. 혈압이 높은 사람에게도 효과가 좋다. 신진대사를 활성화시켜 변비와 비만을 예방해 준다. 또한 포만감이 크고, 콜레스테롤 수치를 낮춰 준다. 강력 추천!

다시마

미네랄이 풍부하게 들어 있어 세포내액과 외액의 파괴로부터 올 수 있는 부종을 해결할 수 있고 신진 대사를 활발히 하여 다이어트에 좋다.

고구마

고구마에는 비타민과 섬유질이 풍부하다. 풍부한 섬유질로 변비에 효과가 탁월하다. 스트레스와 무력증 탈피에 좋으며 콜레스테롤 수치를 낮춰 준다.

II

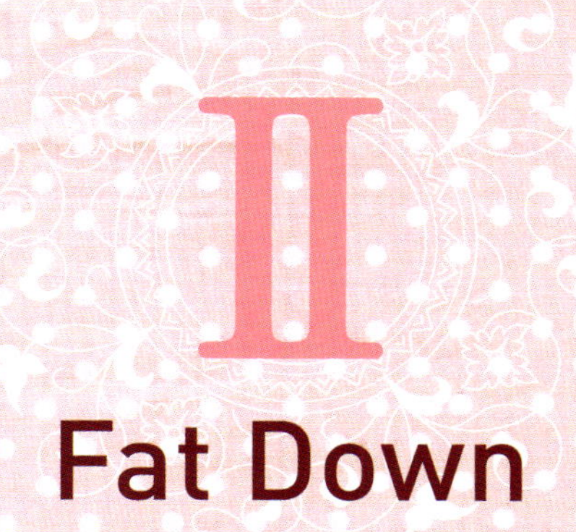

Fat Down

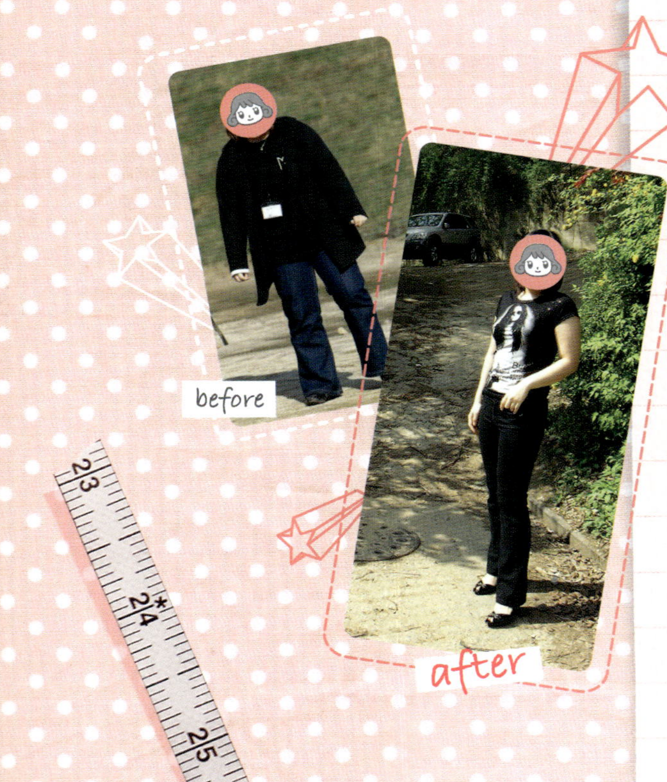

그녀의 변신, 아무도 모른다!
8주 만에 21kg 감량한 황민진씨

테디와 함께 운동해 보지 않겠습니까?

처음 황민진씨를 보았을 때 자그마한 키에 거대한 몸집을 가진 그녀야말로 다이어트가 시급한 상태였다고 기억한다. 자신이 뚱뚱하다는 콤플렉스 때문이었을까? "테디와 함께 운동해 보지 않겠습니까?"라고 묻자 그녀는 마치 치한을 쳐다보듯 나를 봤다. 나는 자꾸만 움츠러드는 그녀에게 자신감을 불어넣어 주고, 아름다운 20대의 꽃다운 시절을 당당히 기억하고 간직하고 싶은 시절로 만들어 주고 싶었다.

당시 그녀는 대학을 휴학한 상태라 비교적 시간적 여유가 많았고, 아직 어린 나이인 덕에 숨은 열정과 자신을 예쁘게 변화시키고 싶은 마음을 갖고 있었다. 얼마 지나지 않아 그녀는 나에게 환한 미소로 나의 부드러운(?) 손길에 화답했고 우리의 역사적 만남은 이렇게 시작되었다.

민진씨의 신체 변화

항목	Before	After	변화량
신장	160cm	160cm	
체중	83.3kg	62.3kg	-21.0kg
근육량	46.4kg	43.0kg	-3.4kg
체지방량	33.6kg	16.3kg	-17.3kg
체지방률	40.4%	26.1%	-14.3%
복부지방률	0.96%	0.81%	-0.15%

순환 운동과 **튜빙밴드 운동**

민진씨는 비만도가 급속히 진행되고 있는 상태여서 체중 감량이 시급했다. 체중 감량을 위해서는 보편적으로 운동과 식이 조절이 필수라는 것은 누구나 알고 있을 것이다. 나 또한 그녀의 성공적인 다이어트를 위한 키포인트로 이 두 가지를 가장 중요하게 생각했다. 운동은 시간 투자 대비 높은 칼로리 소비를 이끌어 낼 수 있는 순환 운동을 필두로 하며, 튜빙밴드 운동으로 온몸에 탱탱한 근육을 붙여 나갔다.

실천 가능한 **식이 조절식 찾기**

한편 식이 조절은 저탄수화물 식사를 유도해 나갔다. 사실 하루에 5~6끼를 나누어 소량으로 섭취하는 것이 영양 섭취율과 소화를 돕는 데 아주 큰 역할을 하지만 일반인이 전문 운동선수처럼 하루에 몇 끼니씩을 섭취하기란 매우 힘든 일이다. 다이어트 방법을 선택할 때는 반드시 현실성과 일관성을 따져 실천 가능한지를 꼭 짚고 넘어가야 한다. 아무리 좋은 방법이라도 자신의 상황과 맞지 않으면 꾸준히 실천할 수 없기 때문이다.

민진씨의 경우에도 쉽지만 효율적인 방안을 찾기 위해 노력했고, 최종적으로 선택한 것이 저탄수화물 식단이다. 하루에 세 번 식사를 하되 간식을 통해 영양 대사의 균형을 이뤄 나갔다. 아침엔 밥을 먹되, 되도록 영양가 있는 잡곡밥과 더불어 채소를 많이 먹도록 했다.

또한 비타민을 꼭 챙겨 먹도록 하였는데, 비타민은 피로를 해소해 주는 효과
도 있지만 영양소의 빠른 흡수와 분비를 돕기 때문에 신체가 활발히 움직일
수 있도록 촉매 역할을 한다. 점심엔 섬유질이 많이 포함된 음식을 주로 먹
었으며, 저녁에는 단백질 위주의 식단과 함께 과일을 섭취함으로써 탄수화
물을 보충해 나갔다.

운동 또는 식이 조절만으로 원하는 목표를 얻기란 쉽지 않다. 하지만 운동과
식이 조절을 잘 융합해서 현실성 있게 생활 속에서 적용한다면 보다 빠르고
쉽게 원하는 목표에 다가갈 수 있다.

자신의 힘으로 자신을 이기다!!

민진씨는 8주라는 시간을 나와 함께 했다. 그 시간 동안 그녀는 자신의 힘으
로 현실의 벽을 허물어 갔으며 운동이란 평생 좋은 친구도 사귀게 되었다. 8
주가 지난 지금 그녀는 분명히 변신에 성공하였고, 또 다른 변신을 위한 도
약의 날갯짓을 계속하고 있다. 이제는 내재되어 있던 자신의 열정과 젊음을
표출할 줄 아는 여성으로 바뀌었다.

다이어트를 하고 싶지만 용기가 부족하거나, 변화를 위한 효과적인 방법을
찾는 데 애를 먹고 있다면 이제부터 민진씨의 성공 다이어트 이야기에 주목
하기 바란다.

S라인 민진씨의 한마디

저는 매우 소극적인 성격이었습니다. 20대라는 젊음을 맘껏 누려보기는커녕 뚱뚱한 외모 탓에 자신감 없이 생활하며 소중한 시간을 의미 없이 흘려 보냈습니다. 그러나 이대로 끝날 수는 없는 것! 테디 선생님을 만나면서 모든 게 변했습니다. 선생님과 함께 운동하면서 나를 변화시키기 위해 열심히 노력했고 많은 것을 배웠습니다. 그 비법을 여러분께 살짝 공개할게요. ^^

첫 번째, 자신감을 가지세요. 사람들이 나만 쳐다보는 것 같아 고개가 자꾸 땅으로 향하곤 했습니다. 하지만 당당히 변신할 나의 미래를 위해 마인드를 바꿨어요.

두 번째, 단기적 목표를 세우세요. 다이어트가 시급한 사람들은 대개 귀차니즘에 빠져 있는 경우가 많습니다. '작심삼일'이라는 말을 극복하려면 이틀 안에 결과를 봐야 꾸준히 할 마음이 생기겠죠? 비약이지만 물론 건강에 유의하는 센스는 당연하지만 최소 기간에 최대 효율을 목표로 삼는 것이 집중력을 높이는 데 중요한 역할을 합니다.

세 번째, 꼭 다이어트 일지를 적으세요. 장황하게 적을 필요는 없어요. 단지 음식 섭취 내용과 운동한 내용 그리고 배변 체크 정도만 해놓아도 좋은 자료가 되어 컨디션 조절과 결과 예상이 한결 편해지거든요.

네 번째, '왕-신하-거지' 식단을 실천하세요. 테디 선생님이 가장 강조하는 것이기도 한데, 활동량이 많은 아침에는 왕처럼 진수성찬을 먹고, 시간대가 뒤로 갈수록 칼로리 소모가 줄어들므로 점심, 저녁은 적게 먹는 작전이죠. 저는 이 방법으로 굉장한 효과를 보았어요. 여러분도 이를 습관화하기 위해 노력해 보세요.

마지막으로, 물을 마시면서 생각하세요. 물이 신진 대사를 원활하게 하고 여성의 고민인 변비 해결에도 도움을 준다는 건 다 아는 사실이지만 물 많이 마시기가 생각보다 쉽지 않죠. 그리고 물은 천천히 마셔야 해요. 섭취율을 높이고 여과량을 줄이기 위해서죠. 또 물을 마시면서 내가 하고 있는 행동에 대해 생각을 하는 거죠. 업무를 보며 최대한 효율적으로 움직이기라든지, 운동을 하며 어느 부위가 운동이 되고 있는지 등등. 저 역시 물을 벌컥벌컥 마셔대 테디 선생님에게 자주 혼이 났던 기억나네요.

저는 이러한 사항을 항상 잊지 않으려 했어요. 물론 사람인지라 가끔 비뚤어질 때도 있었지만 테디 선생님이 그냥 놔둘 리 만무! 체중의 수치가 중요한 것은 아니지만 20kg 이상 감량하고 나니 정말 세상이 아름다워졌어요. 여러분도 힘내세요!

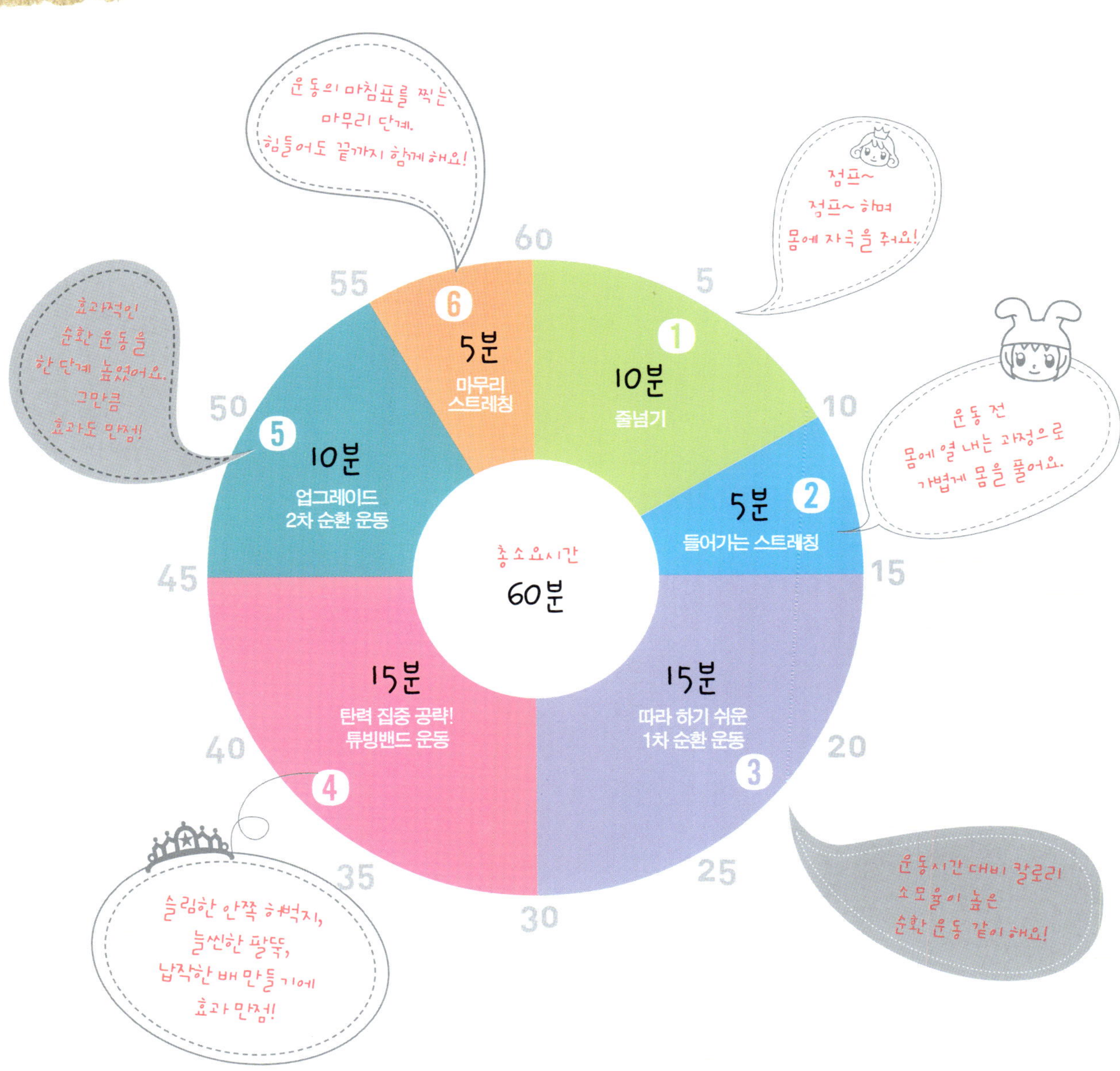
운동의 마침표를 찍는
마무리 단계.
힘들어도 끝까지 함께 해요!

점프~
점프~ 하며
몸에 자극을 줘요!

효과적인
순환 운동을
한 단계 높였어요.
그만큼
효과도 만점!

운동 전
몸에 열 내는 과정으로
가볍게 몸을 풀어요.

6
5분
마무리
스트레칭

1
10분
줄넘기

5
10분
업그레이드
2차 순환 운동

2
5분
들어가는 스트레칭

총소요시간
60분

4
15분
탄력 집중 공략!
튜빙밴드 운동

3
15분
따라 하기 쉬운
1차 순환 운동

60
55
50
45
40
35
30
25
20
15
10
5

슬림한 안쪽 허벅지,
늘씬한 팔뚝,
납작한 배 만들기에
효과 만점!

운동시간 대비 칼로리
소모율이 높은
순환 운동 같이 해요!

점~점프*!!!*
줄넘기

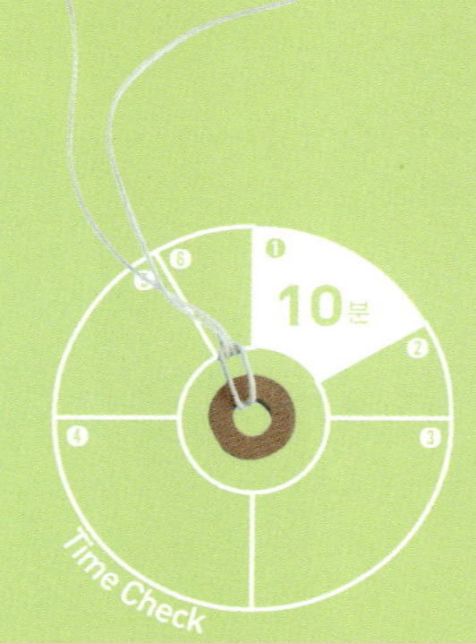

줄넘기를 하면 단순히 유산소 운동만 되는 것은 아닙니다. 점프 동작을 통해 하체와 복부의 자극뿐 아니라 적당한 팔 운동까지 되기 때문에 전신 운동이라 할 수 있습니다. 특히 위아래로 자극을 주는 동작은 복부에 밀집되어 있는 지방을 분산시키는 데 효과적입니다. 줄넘기 동작이 어려워질수록 팔의 회전을 빠르게 한다면 심폐 지구력과 심장 근육이 강해지는 효과도 함께 얻을 수 있습니다.

한 번에 많은 횟수를 하기보다 100회를 기준으로 끊어 하며, 종아리 스트레칭을 반드시 수반해야 합니다. 여성의 경우 종아리의 민감도가 높기 때문에 '혹을 떼려다 혹을 붙이는 현상'이 될 수도 있기 때문에 운동 효과만큼이나 스트레칭의 중요성도 머릿속에 담아 두어야 합니다.

기본 줄넘기 & 앞뒤로 다리 벌리며 줄넘기

3세트 100회

난이도 ★★☆☆☆

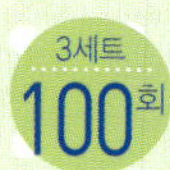

줄넘기의 속도를 빠르게 하는 것만이 최고의 운동 효과를 가져온다고 할 수 없습니다.
속도의 변화를 주어 몸에 계속적인 새로운 자극을 줘 보세요.

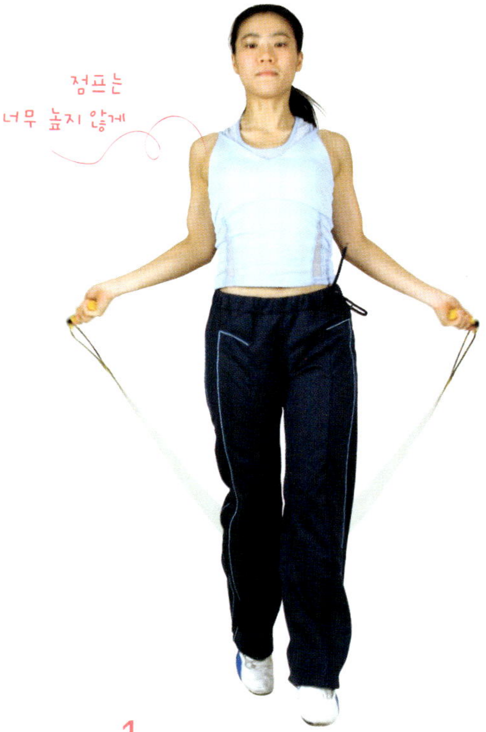

1 간단히 발목을 풀고 기본 줄넘기 100회씩 3세트를 실시합니다.

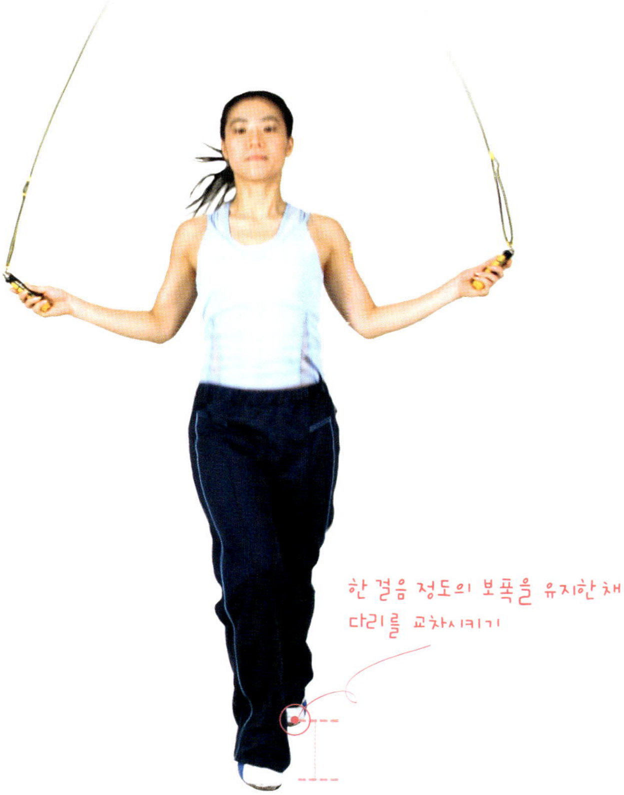

2 리듬감 있게 한 발씩 엇갈려 줄넘기를 합니다.

tip

올바른 줄넘기 고르기

줄넘기 줄은 가볍지 않은 것을 선택합니다. 줄넘기를 할 때 속도나 횟수 등에 큰 목적을 두지 않으므로 줄을 너무 짧게 잡는 것은 도움이 되지 않습니다. 줄을 밟고 팔을 직각으로 접었을 때 팔꿈치가 갈비뼈에 오도록 줄의 길이를 조절합니다. 줄넘기를 하다 보면 종종 줄이 꼬이는 것 때문에 신경이 쓰이기도 하는데 줄넘기 줄을 고를 때는 되도록 꼬이지 않는 재질로 선택하는 것이 좋습니다.

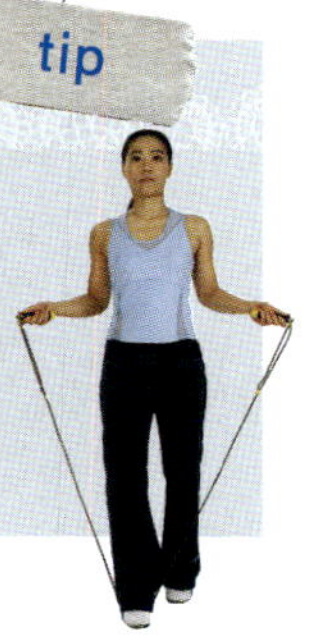

들어가는
스트레칭

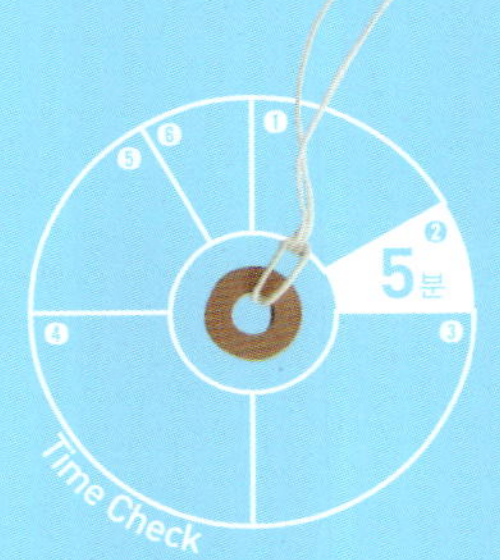

스트레칭은 몸의 피로를 풀어 주고 노화를 막아 줄 뿐만 아니라 유연성과 근력 향상에도 많은 영향을 줍니다. 스트레칭은 다이어터들을 위해 꼭 필요한 운동으로 체지방 분해를 도와줄 뿐 아니라 원활한 혈액 순환까지 도와줍니다.

Why 스트레칭?

1. 부상을 예방할 수 있도록 움직이는 근육들에 운동 신호를 보냅니다.
2. 근육을 늘리고 당겨 주며 근육 내에 산소를 공급하여 에너지 소비를 늘려 줍니다.
3. 비틀어진 자세를 올바른 자세로 변화시킵니다.
4. 내 생활 속에 상쾌함! 리프레시를 통해 정신을 맑게 해줍니다.

목 스트레칭 15초 이상

난이도 ★☆☆☆☆

목 부위의 근육을 뒤, 앞, 옆쪽의 순서로 천천히 늘리면서 목 근육의 긴장을 완화시켜 신체의 피로감을 덜 느끼도록 해줍니다.

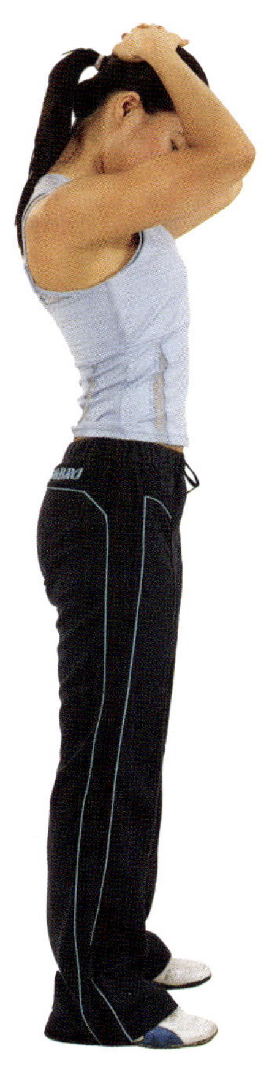

1 허리를 꼿꼿이 편 상태에서 깍지 낀 손을 뒤통수에 대고 아래쪽으로 눌러 목 뒤쪽을 당겨 줍니다.

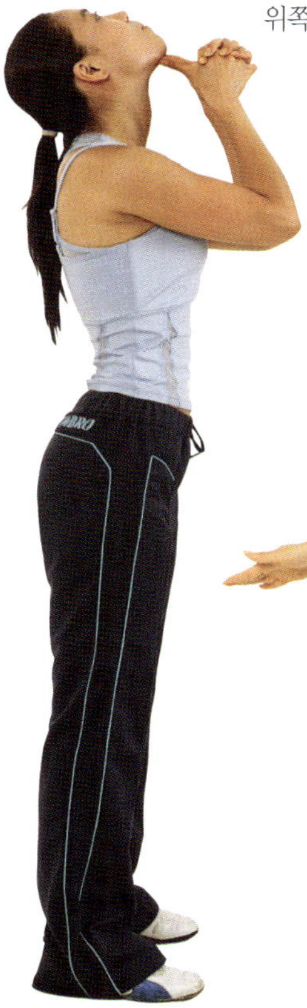

2 두 손을 깍지 낀 뒤 엄지손가락을 턱 밑에 대고 위쪽으로 밀어 목 앞쪽을 최대한 당겨 줍니다.

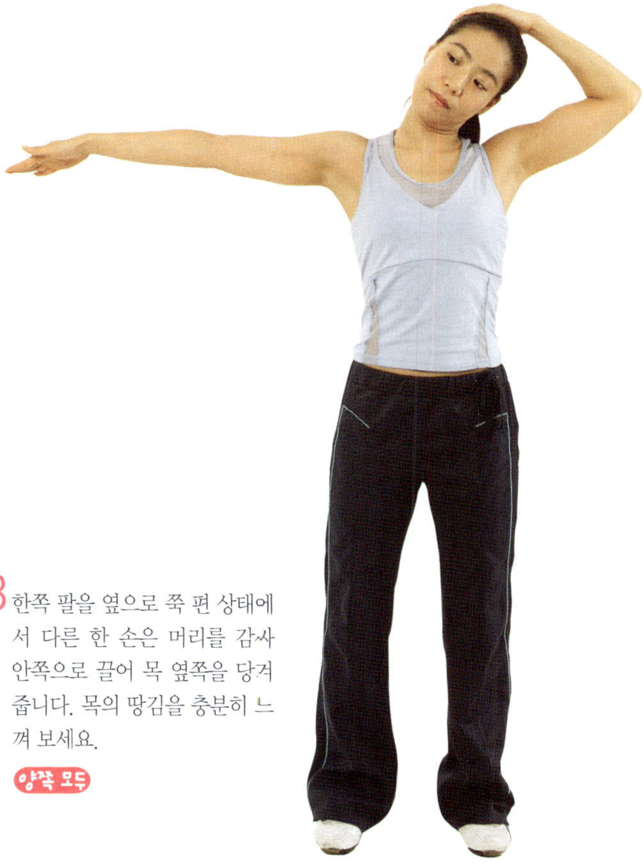

3 한쪽 팔을 옆으로 쭉 편 상태에서 다른 한 손은 머리를 감싸 안쪽으로 끌어 목 옆쪽을 당겨 줍니다. 목의 땅김을 충분히 느껴 보세요.

양쪽 모두

몸통 스트레칭 15초 이상

몸통 스트레칭을 통해 척추와 허리의 균형 및 몸의 중심을 잡고 이를 바탕으로 탄력 있는 신체를 구성하는 데 효과적입니다.

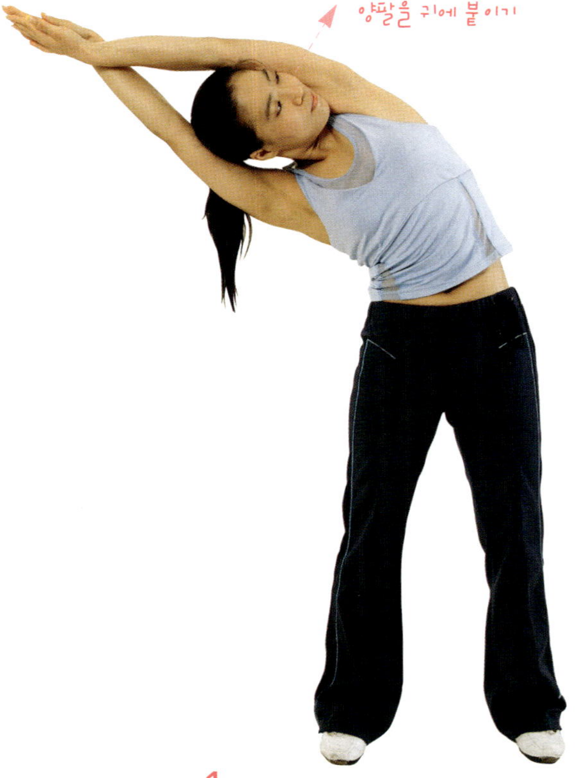

1 양손을 머리 위로 올려 엇갈리게 잡은 상태에서 한쪽으로 숙여 옆구리를 늘려 줍니다.

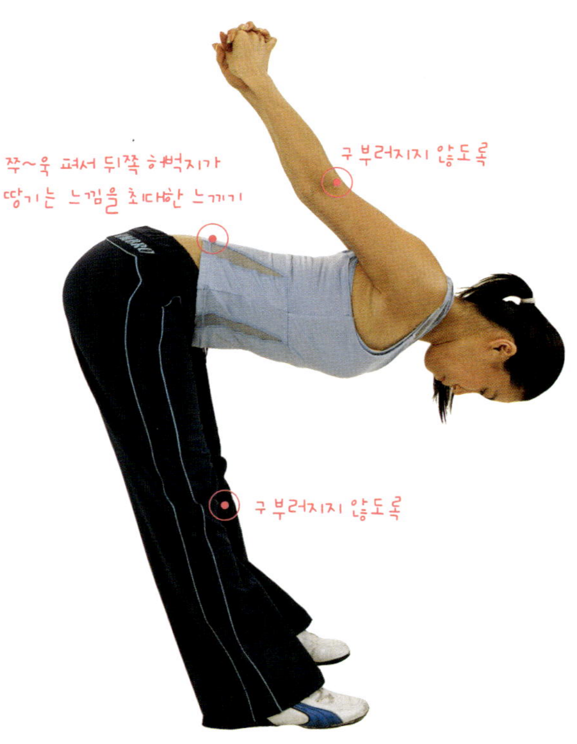

2 양손을 깍지 낀 다음 어깨 뒤 쪽으로 올린 상태에서 몸을 최대한 앞으로 숙여 줍니다.

모닝 스트레칭?

아침을 챙겨 먹고 말끔히 외모를 꾸미는 것보다 이불 속에서의 단 1분이 더 소중한 그대! 하지만 30초의 투자로 활기차고 에너지 넘치는 아침을 만들어 보세요. 이불 속에서 하는 모닝 스트레칭이 여러분의 활기찬 하루를 열어 줄 것입니다.

하나, 눈뜨자마자 양팔과 다리를 있는 힘껏 위아래로 늘려 주며 기지개를 펴세요. 수면 시간 동안 흐트러진 신체의 균형을 바로잡고 관절에 편안함을 줍니다.

둘, 누워 있는 상태로 발목을 움직여 주세요. 양 발목을 뒤로 당겨 주고 앞으로 뻗어 주면 다리 스트레칭에 효과가 있습니다. 잠을 자다가 종종 쥐가 난다면 발목을 당길 때 보다 많은 힘을 주어 엉덩이까지 느낌이 오도록 당겨 줍니다. 좌골 신경을 자극해 쥐 나는 현상을 줄여 줍니다.

셋, 양팔로 무릎을 감싸 주세요. 양 무릎을 접은 상태에서 깍지를 낀 양손으로 무릎을 감싸 주면 허리 근육이 늘어나며 부드러운 움직임을 갖도록 도와줍니다.

tip

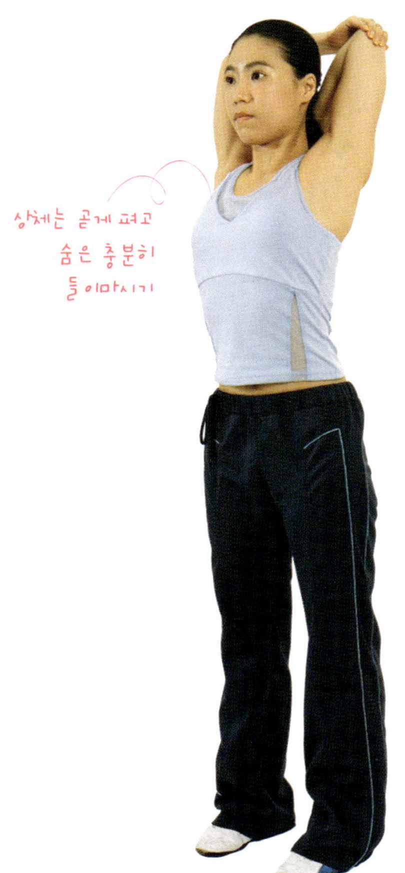

3 양팔을 뒤로 올려 팔꿈치를 접은 상태에
서 한쪽 손으로 다른 쪽 팔꿈치를 최대한
당겨 주세요.

양쪽 모두

4 한쪽 팔을 다른 팔로 감싼 채 당겨 주세요. 이때
팔과 목은 반대 방향이 되는 게 중요합니다.

양쪽 모두

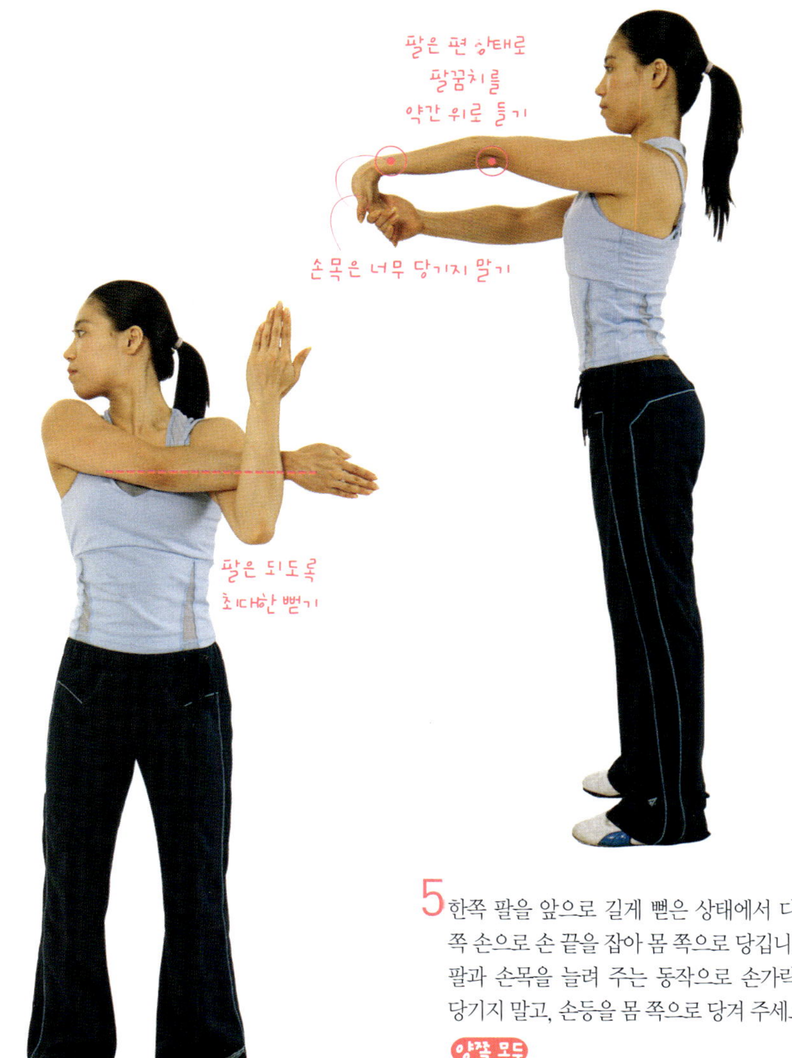

5 한쪽 팔을 앞으로 길게 뻗은 상태에서 다른
쪽 손으로 손 끝을 잡아 몸 쪽으로 당깁니다.
팔과 손목을 늘려 주는 동작으로 손가락을
당기지 말고, 손등을 몸 쪽으로 당겨 주세요.

양쪽 모두

다리 스트레칭 10 초 이상

다리 스트레칭은 중요한 필수 동작입니다. 다리는 일상생활에서 걷기 동작을 통해 많은 피로를 느끼고 있지만 실제로 잘 인식하지 못하고 있습니다. 활동량을 늘리고 부실한 하체의 약점을 극복하기 위해 이제부터 다리 스트레칭에 주목해 주세요.

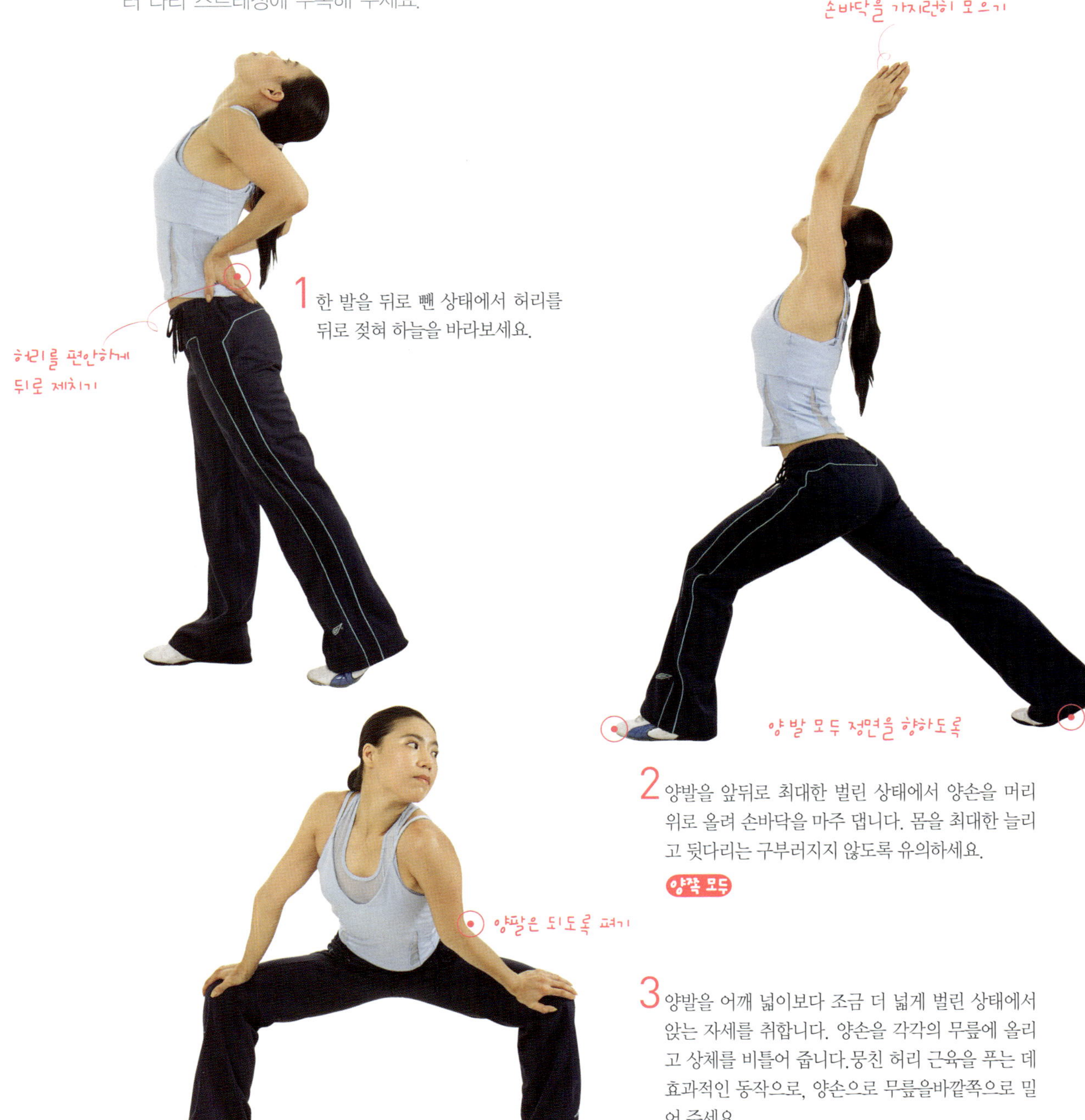

1 한 발을 뒤로 뺀 상태에서 허리를 뒤로 젖혀 하늘을 바라보세요.

2 양발을 앞뒤로 최대한 벌린 상태에서 양손을 머리 위로 올려 손바닥을 마주 댑니다. 몸을 최대한 늘리고 뒷다리는 구부러지지 않도록 유의하세요.

양쪽 모두

3 양발을 어깨 넓이보다 조금 더 넓게 벌린 상태에서 앉는 자세를 취합니다. 양손을 각각의 무릎에 올리고 상체를 비틀어 줍니다. 뭉친 허리 근육을 푸는 데 효과적인 동작으로, 양손으로 무릎을 바깥쪽으로 밀어 주세요.

양쪽 모두

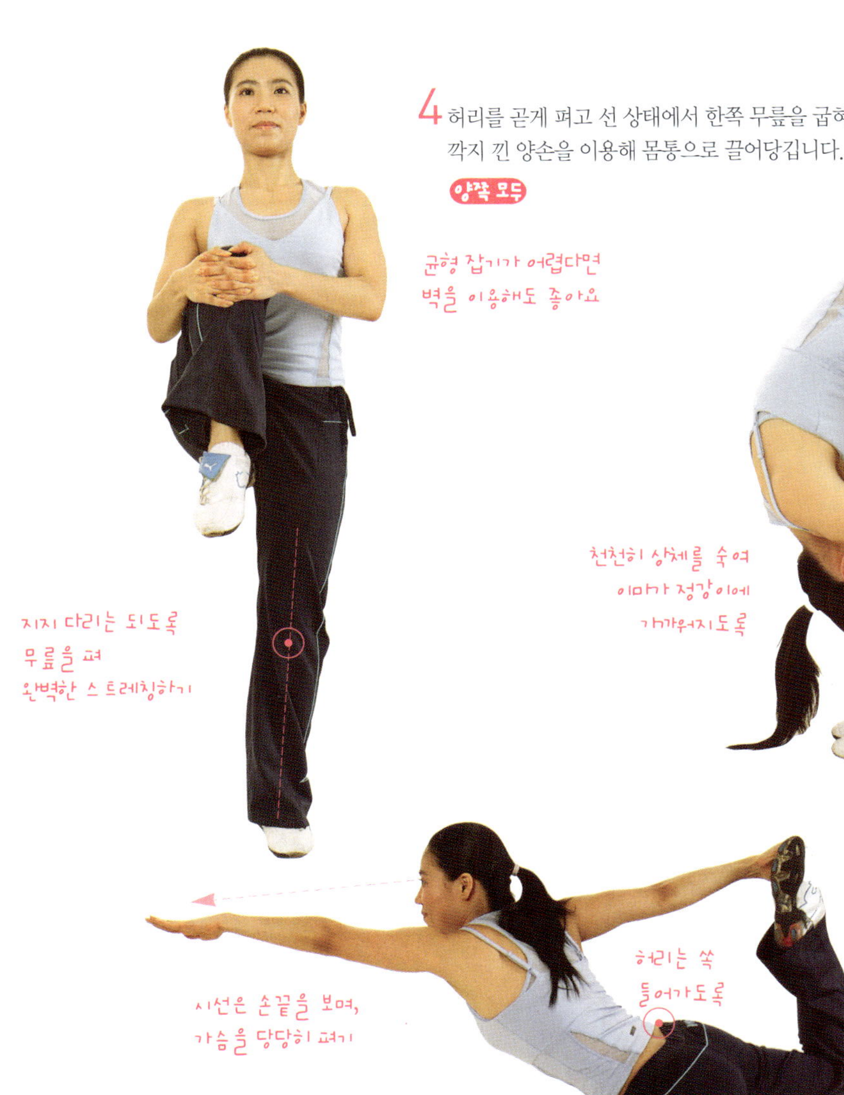

4 허리를 곧게 펴고 선 상태에서 한쪽 무릎을 굽혀
깍지 낀 양손을 이용해 몸통으로 끌어당깁니다.
양쪽 모두

5 양발을 모으고 선 상태에서 호
흡을 내쉬며 상체를 숙여 양손
으로 발목을 당겨 주세요.

6 한쪽 발을 손을 이용하여 뒤로 뻗어 활자세를 취합니다.
이때 뒤로 뻗은 발의 뒤꿈치가 엉덩이에 닿지 않도록 주
의하세요.
양쪽 모두

스트레칭 10계명

❶ Warm up & relax
가벼운 움직임으로 몸을 따뜻하게 만든 후에 스트레칭을 실시합니다. 무턱대고 스트레칭을 실시하면 근육이 잘 풀어지지 않아 관절에 손상을 줄 수도 있습니다.

❷ 반동보다는 버티기가 효과적!
가끔씩 무리해서 근육에 반동을 주어 스트레칭을 하는 분들이 있는데 이는 인대 손상의 위험성이 있습니다. 되도록이면 정적인 스트레칭을 통해 근육이 천천히 반응하도록 하는 것이 좋습니다.

❸ 호흡은 꾸준하게~
간혹 스트레칭을 하는 도중 머리가 어지럽다고 하는 분들이 있습니다. 이는 호흡을 적절히 하지 못하여 뇌에 산소 공급이 잘 되지 않은 현상입니다. 스트레칭은 긴장을 푸는 운동이므로 무리하게 하기보다는 적절한 들숨과 날숨을 통해 스트레칭으로 인해 신체가 느끼는 부담을 덜어 주어야 합니다.

❹ 자극을 느껴 본다
모든 스트레칭 동작은 조금 땅긴다는 느낌이 나는 상태에서 약 10초에서 30초가량 자세를 유지하는 게 좋습니다.

❺ 타인의 신경 뚝!
유연성은 사람에 따라 차이가 있습니다. 유전적인 차이와 운동 경력의 차이 등으로 인해 모든 사람이 동등한 유연성을 갖기는 힘이 듭니다. 때문에 남과 비교는 금물!

❻ 부담 없는 유연성 운동
근력 운동이나 지구력 운동은 운동 후 충분한 휴식이 필요합니다. 하지만 유연성 운동은 크게 휴식이 필요하지는 않습니다. 매일매일 조금씩 유연성을 기르는 것은 그만큼 효과적인 측면에서도 좋은 결과를 가져올 수 있습니다.

❼ 전신 스트레칭을 한다
전체적인 유연성 증진을 위해 여러 자세를 통해 심장에서 먼 부위부터 천천히 전신 스트레칭을 실시하는 게 좋습니다.

❽ First easy mode!
스트레칭은 아주 다양한 동작을 이용해서 유연성을 발달시킵니다. 하지만 몸에 무리를 주는 동작도 있습니다. 모든 운동이 그렇듯 처음부터 부담이 되는 동작은 몸에 해가 됩니다. 쉬운 자세에서부터 자신에게 맞는 스트레칭을 찾아봅시다.

❾ 스트레칭의 후유증은 하루를 넘기지 않아야 한다
무리한 스트레칭 동작으로 인해 근육에 손상을 입었다면? 충분한 휴식을 통해 결합 조직의 손상을 막고 안정성을 기르는 데 초점을 맞추어야 합니다.

❿ 정확한 자세, 주의 사항을 꼭 지킨다
스트레칭을 할 때는 먼저 각 동작의 정확한 자세를 이해한 뒤 직접 실행에 옮겨 봅니다. 물론 자세를 잡는 것만이 스트레칭의 전부가 될 수 없지만 정확한 자세와 주의 사항을 지켜야 각 동작의 효과를 제대로 볼 수 있습니다.

따라 하기 쉬운
1차 순환 운동

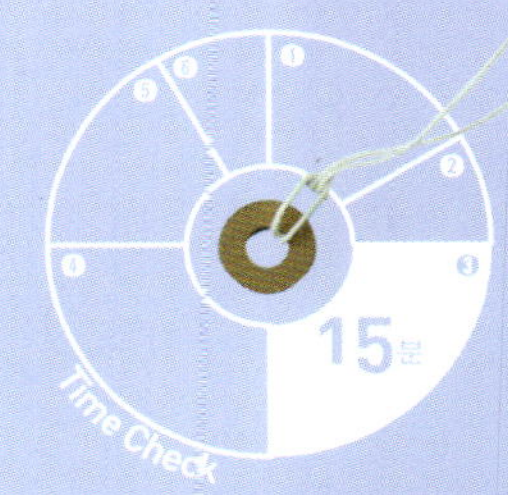

순환 운동은 짧은 시간 동안 무산소 운동과 유산소 운동을 쉬지 않고 반복함으로써 칼로리 소모율을 배가시킵니다. 약 15분 동안 순환 운동을 실시한다면 평균 250~350kcal의 열량 소모가 가능합니다. 평균적으로 25분을 열심히 걸어야 250kcal를 소모하는 것에 비해 순환 운동은 더욱 빠르고 효율적으로 칼로리와 지방을 연소하는 데 탁월한 효과가 있습니다.

특별한 기구가 없더라도 언제 어디서든 충분히 순환 운동을 할 수 있습니다. 순환 운동은 운동 간 휴식 시간을 10초 정도로 하여 집중력을 최고치로 높여야 합니다. 말 그대로 밀도 있는 운동으로 출근 전, 잠자리에 들기 전 순환 운동을 실시한다면 다이어트에 큰 효과를 얻을 수 있습니다.

특히 이 책에서 제시하는 동작은 적어도 두 번씩은 반복해야 합니다. 힘들겠지만 날씬한 자신의 모습을 상상하며 꼭 두 번씩 반복하기 바랍니다.

몸에 열 내기 유산소 운동 **50**회

50회 정도 팔 벌려 뛰기를 합니다. 가벼운 유산소 운동으로 온몸의 신경을 자극하고 몸에 열을 내는 데 효과적입니다. 몸에 열을 내는 것은 부상을 방지하고 운동의 효율을 높이기 위함입니다.

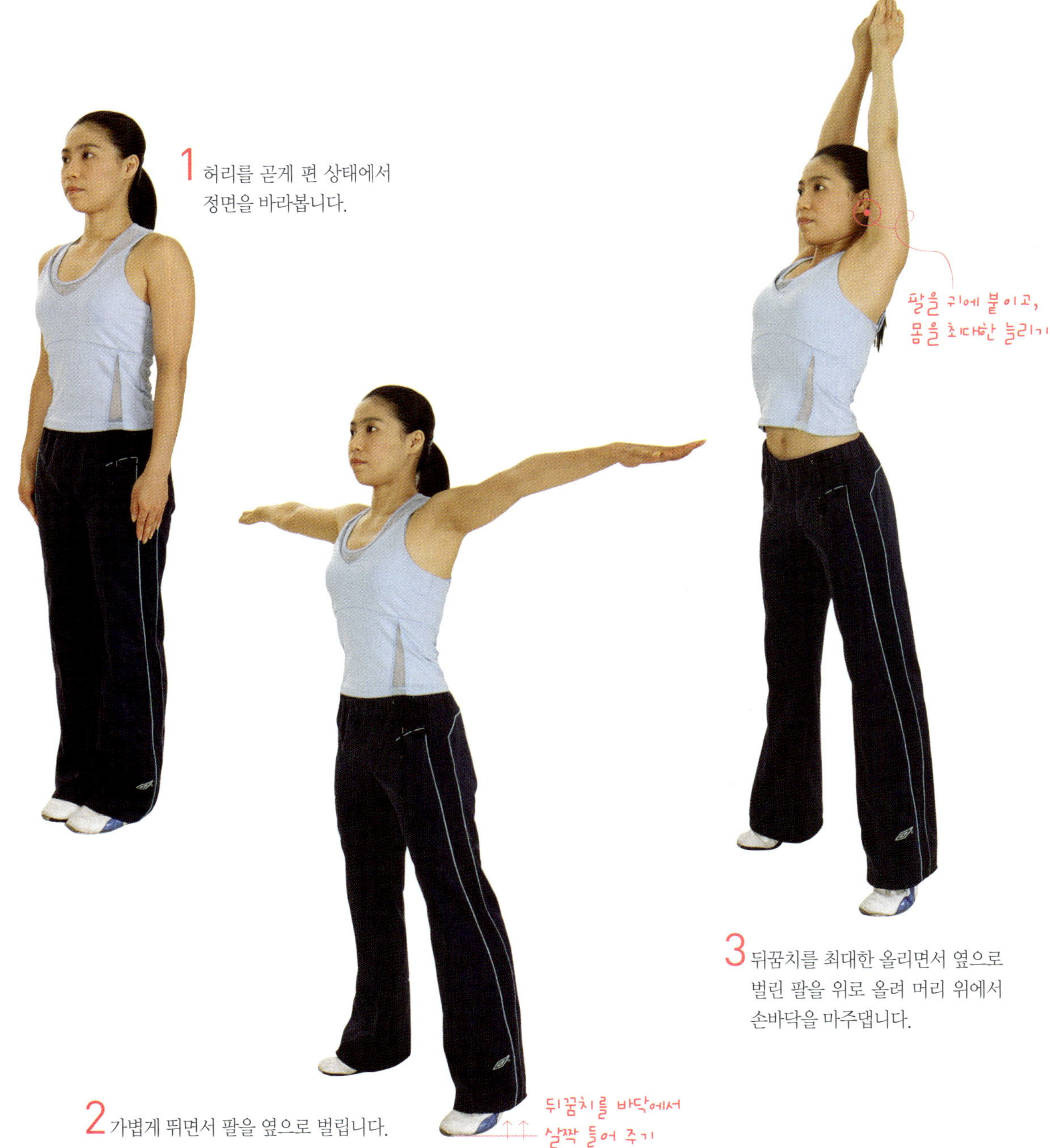

날씬한 허벅지 만들기

무산소 운동 15회

난이도 ★★☆☆☆

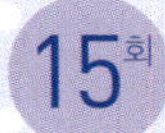

큰 근육군인 허벅지 근육을 단련하여 전체적인 신체 균형을 잡고 하체 근육을 슬림하게 하는 데 효과적입니다.

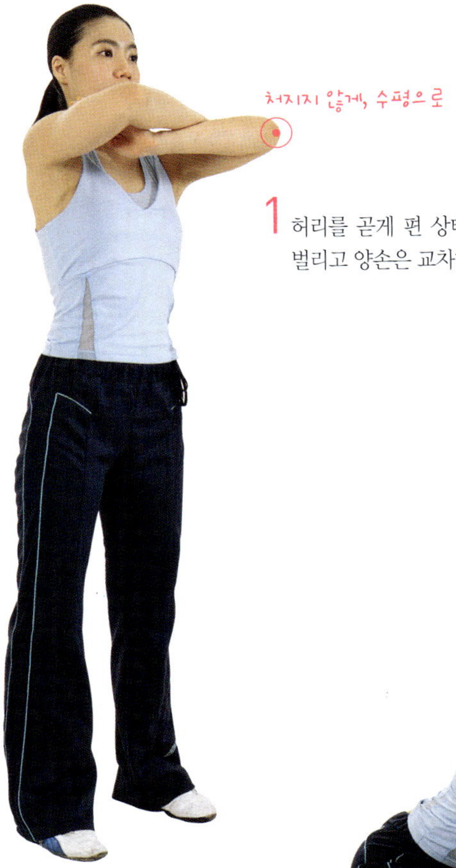

1 허리를 곧게 편 상태에서 다리를 어깨 넓이로 벌리고 양손은 교차하여 어깨를 감쌉니다.

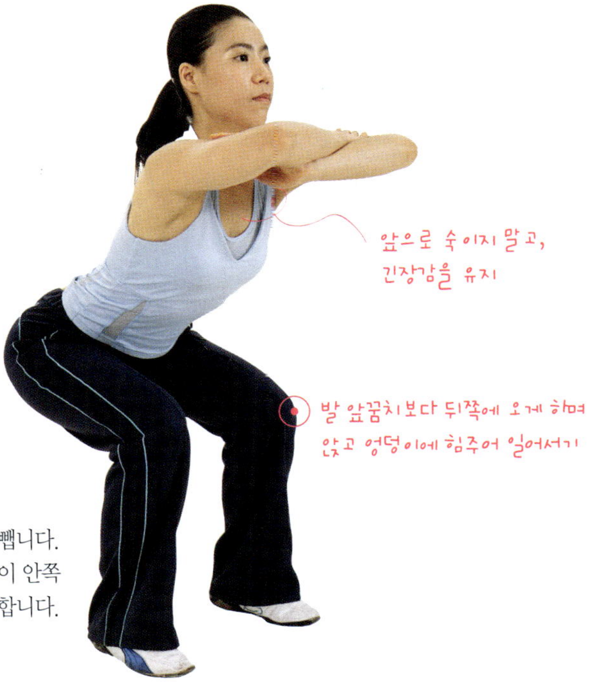

2 정면을 보며 천천히 엉덩이를 뒤로 뺍니다. 허리가 구부러지지 않도록 하며 무릎이 안쪽이나 바깥쪽으로 흐트러지지 않도록 합니다.

신체 균형 만들기

난이도 ★★☆☆☆

제자리에서 다리를 들며 상체를 틀어 주는 동작으로 복부와 허벅지에 자극을 가해 산소 요구량이 높아
집니다.

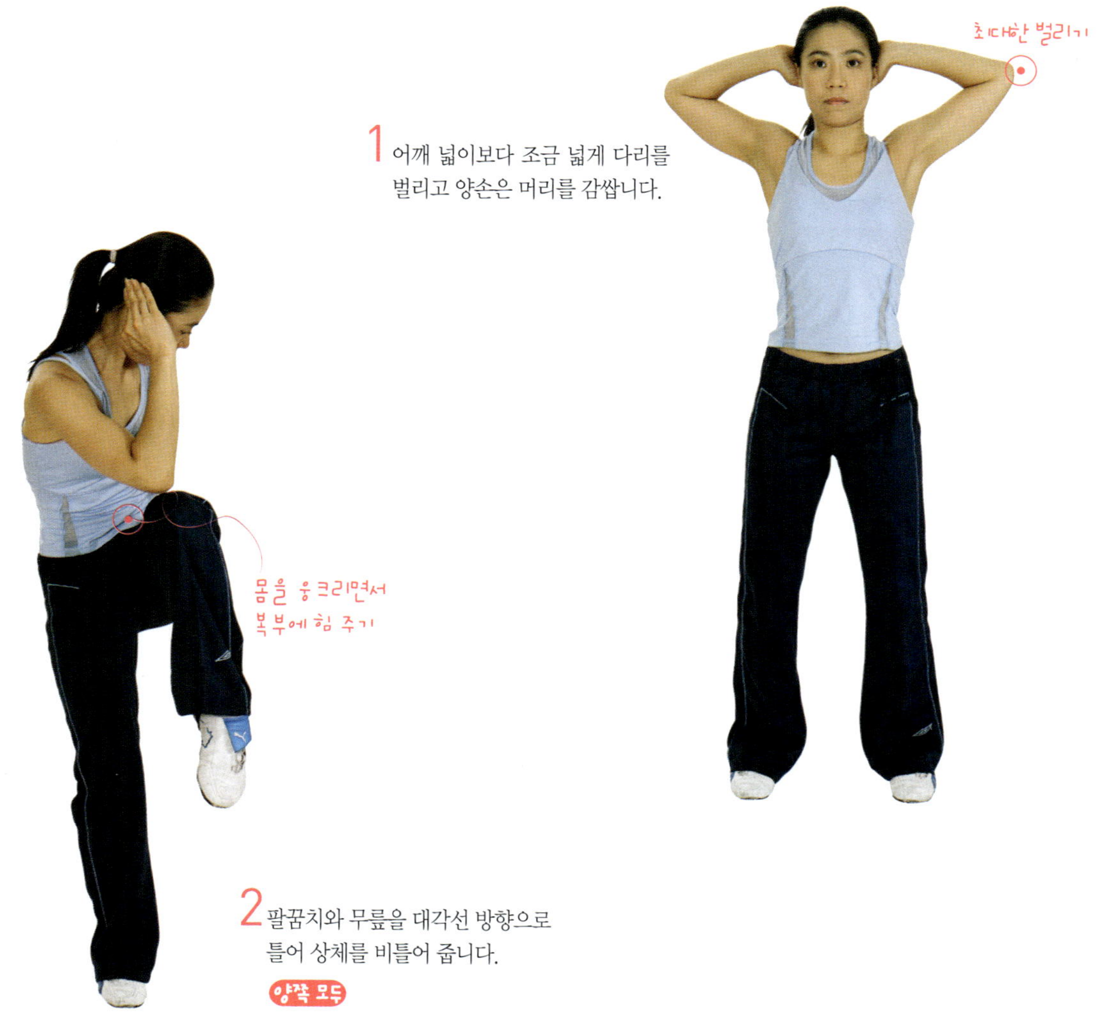

1 어깨 넓이보다 조금 넓게 다리를
벌리고 양손은 머리를 감쌉니다.

2 팔꿈치와 무릎을 대각선 방향으로
틀어 상체를 비틀어 줍니다.

순환 운동 이래서 좋다

tip

운동 시간 대비 칼로리 소모율이 매우 높은 운동입니다. 파워워킹으로 250kcal를 소모하기 위해서는 25
분 동안 운동해야 하지만, 순환 운동은 이보다 짧은 시간에 그 이상의 효과를 얻을 수 있습니다. 이처럼
순환 운동을 높은 칼로리 소모로 이미 외국에서 많은 인기를 얻고 있는 운동입니다. 또한 유산소 운동
과 무산소 운동을 적절히 혼합하여 신진 대사를 빠르게 돕고, 각 부위의 근육을 다양하게 자극시킬 수 있
습니다.

예쁜 상체 라인 만들기

팔굽혀펴기 동작은 가슴의 탄력과 팔뚝 라인을 살리며 눈에 보이지 않는 등살을 제거하는 데 탁월한 효과가 있는 운동입니다. 손의 위치에 따라 다양한 운동 효과를 얻을 수 있으며, 힘들더라도 되도록 천천히 움직이는 게 좋습니다.

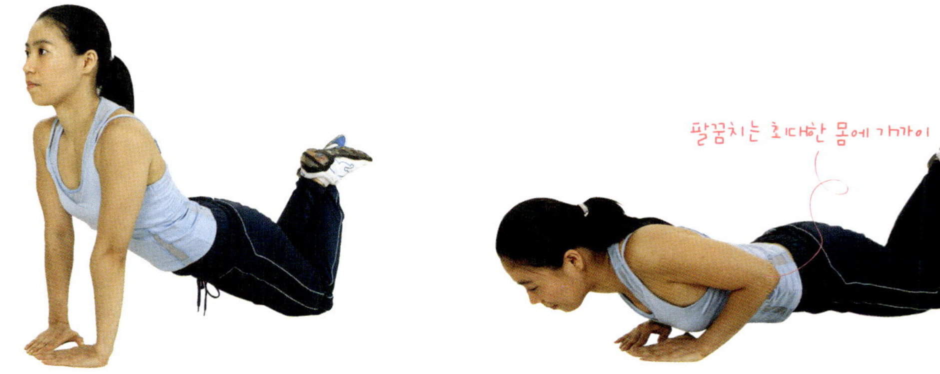

1 무릎을 바닥에 대고 엎드린 상태에서 양발을 위로 들어 꼬고, 양손을 가까이 모은 채로 팔굽혀펴기를 합니다.

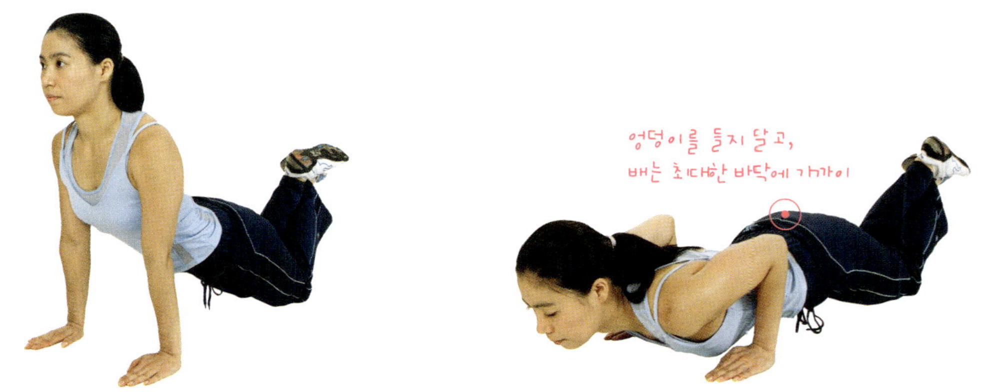

2 양손을 어깨 넓이로 벌려 팔굽혀펴기를 합니다. 예쁜 가슴과 어깨 라인을 만드는 데 탁월한 효과가 있습니다.

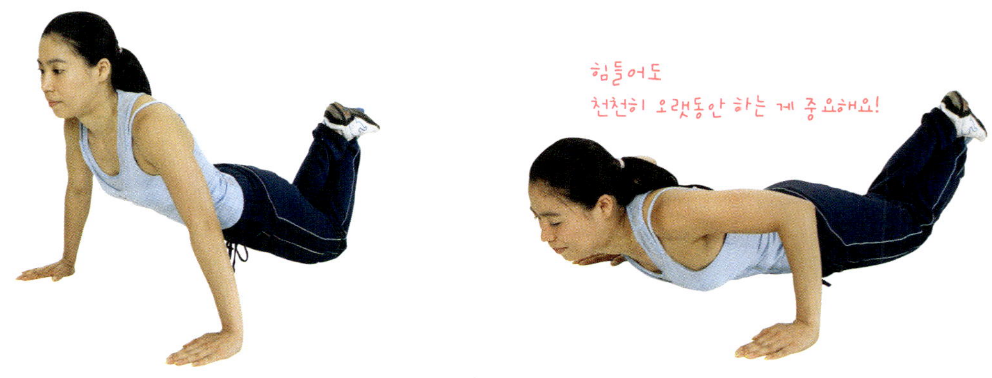

3 양손을 어깨 넓이보다 넓게 벌린 뒤 팔굽혀펴기를 합니다. 보이지 않는 등살을 적절히 자극시켜 줍니다.

끝내주는 다리 만들기 유산소 운동 40회

다리에 전반적으로 큰 운동이 되며 보다 강력한 유산소 운동을 하는 데 효과적입니다. 칼로리 소모율이 높으며 민첩성을 길러 줍니다.

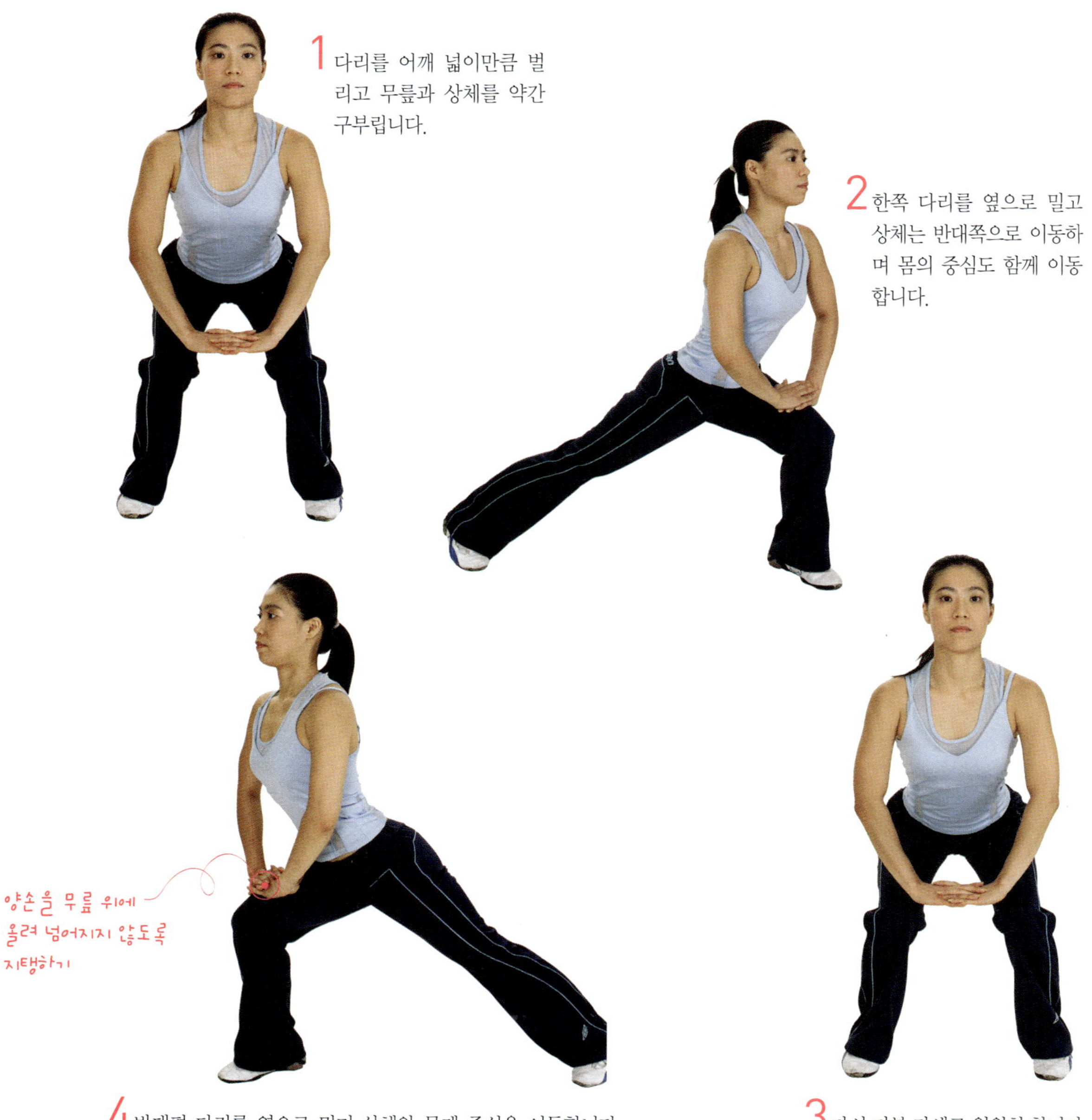

탱탱한 엉덩이 라인 만들기 무산소 운동 15회

엉덩이를 업시키는 데 확실한 효과가 있습니다. 더불어 비틀어진 자세를 확인할 수 있는 동작이기도 합니다. 골반이 틀어졌거나 허리가 안 좋을 경우 든 다리와 반대쪽으로 몸이 기울게 됩니다.

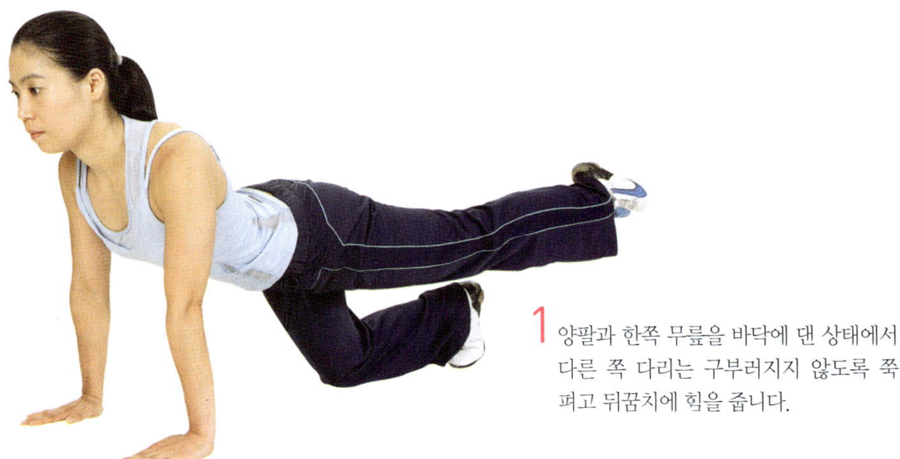

1 양팔과 한쪽 무릎을 바닥에 댄 상태에서 다른 쪽 다리는 구부러지지 않도록 쭉 펴고 뒤꿈치에 힘을 줍니다.

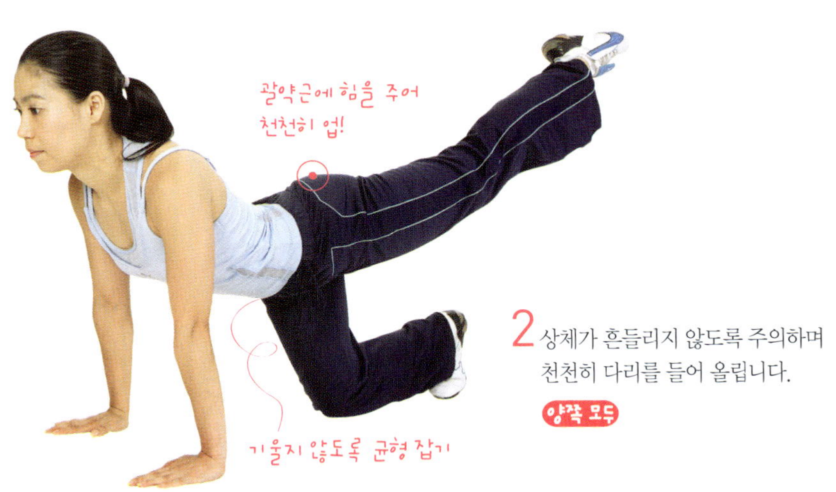

2 상체가 흔들리지 않도록 주의하며 천천히 다리를 들어 올립니다.

tip

비틀어진 자세?

비틀어진 자세는 한쪽 다리를 들어 엉덩이를 조이는 순간, 간혹 그 힘에 의해 몸통이 틀어지는 것을 말합니다. 어깨가 평행하지 않고 한쪽이 치우쳤는지, 몸의 중심이 앞으로 쏠렸는지, 나의 시선은 정면을 향하고 있는지를 신경 써야 합니다. 비욘세와 같은 예쁜 엉덩이를 갖기 위해서는 운동을 통한 자세 교정이 필수입니다. 올바른 자세와 운동 습관은 당신의 엉덩이를 더욱 돋보이게 할 것입니다.

탄력 집중 공략!
튜빙밴드 운동

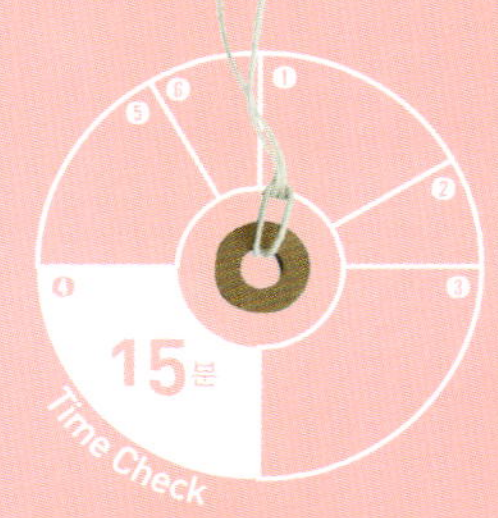

튜빙밴드 운동의 가장 큰 장점은 장소와 시간에 구애 받지 않고 운동할 수 있다는 것입니다. 다이어트의 실패 원인 중 하나는 귀찮음이 아닐까요? 튜빙밴드 하나만 있으면 피트니스 클럽을 찾지 않아도, 다양한 운동 기구가 없어도 운동이 가능합니다. 튜빙밴드는 이미 유럽과 미국 등 피트니스 선진국에서 크게 유행하여 많은 사람들이 사용하고 있으며, 점차 우리나라의 다이어터들에게도 사랑 받고 있는 추세입니다.

특히 피트니스 클럽의 운동 기구 대부분은 Z자형의 각진 몸을 만들어 남성에게 적합한 반면, 튜빙밴드는 S자 라인을 선호하는 여성들에게 곡선을 유지하며 근력 운동을 할 수 있는 방법입니다. 또한 균형이 맞춰지는 것을 직접 느낄 수 있기 때문에 몸의 균형 유지와 자세 교정에 큰 장점이 있습니다. 쉽고 경제적인 튜빙밴드 운동을 통해 S라인과 건강 모두를 잡아 보세요.

난이도 ★★★☆☆

허벅지의 안쪽 날개살을 없애는 데 탁월한 효과가 있습니다. 또한 업 동작 시 엉덩이에 힘을 주면 처진 엉덩이가 예쁜~ 엉덩이로 바뀌는 부수입도 있습니다. 더불어 밴드를 이용하여 팔과 어깨의 힘을 기를 수 있습니다.

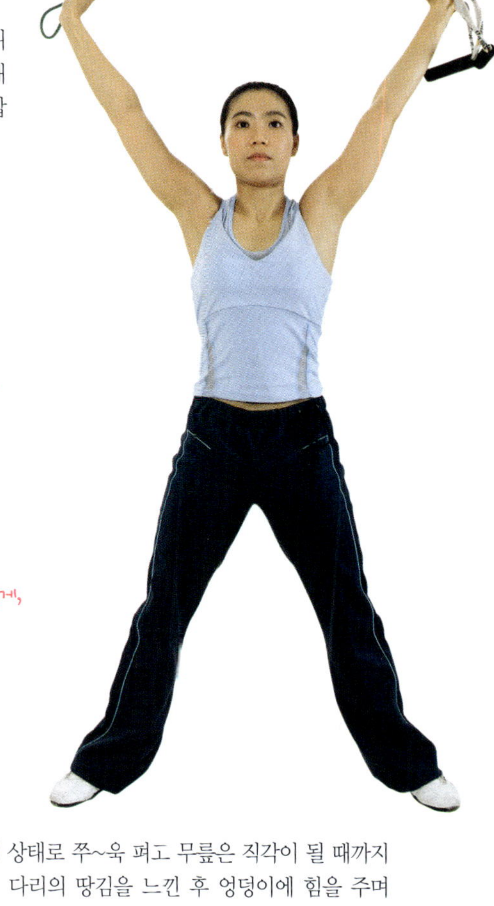

1 양발을 어깨 넓이보다 조금 넓게 벌린 뒤 엄지발가락이 바깥쪽을 향하도록 선 상태에서, 반으로 접은 튜빙밴드를 양손에 잡고 머리 위로 올려 양팔을 벌립니다.

2 양팔은 수평 상태로 쭈~욱 펴고 무릎은 직각이 될 때까지 구부립니다. 다리의 땅김을 느낀 후 엉덩이에 힘을 주며 일어섭니다.

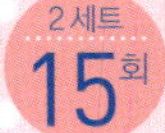

튜빙밴드가 뭐야?

신축성이 좋은 라텍스 고무를 가공, 길이에 의한 강도가 급격히 변화되지 않도록 제작된 트레이닝용 튜브입니다. 초보자도 무리 없이 근력 향상, 유연성 증진 그리고 유산소 운동까지 폭넓게 활용할 수 있습니다. 노랑 〈 적색 〈 녹색 〈 청색 순으로 색깔별 저항 강도가 달라 초보자는 노랑색 또는 적색을 이용하여 운동을 시작하며, 동일한 강도로 20회 이상할 수 있다면 단계를 높이는 것이 좋습니다. 길이를 짧게 잡거나 또는 이중으로 접어 강도를 높일 수도 있습니다.

팔뚝 살 물렀거라!

난이도 ★★☆☆☆

탄력적인 팔뚝 살을 위한 가장 기본적인 운동입니다. 양팔의 균형을 잡는 것이 중요하며 팔을 펼 때보다 구부릴 때 속도를 늦추는 게 좋습니다.

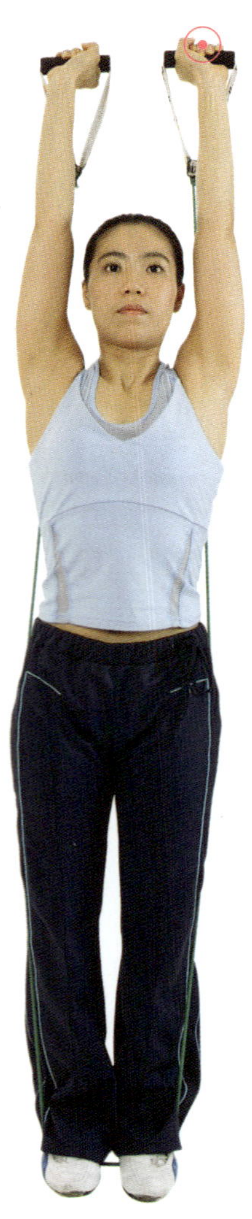

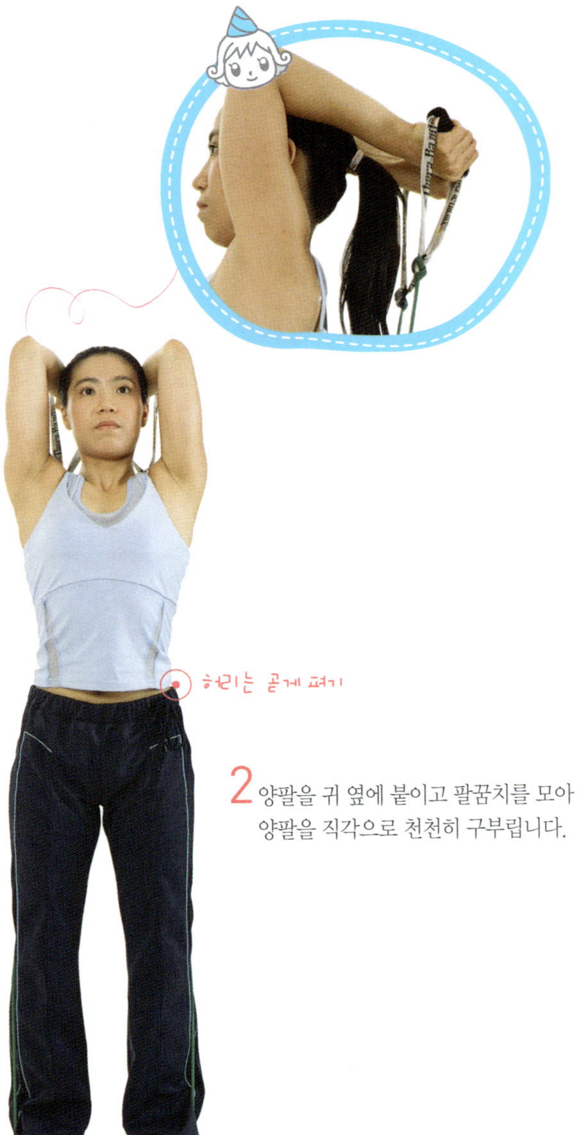

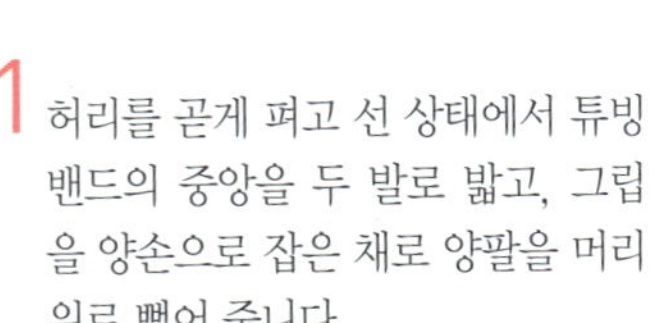

1 허리를 곧게 펴고 선 상태에서 튜빙 밴드의 중앙을 두 발로 밟고, 그립을 양손으로 잡은 채로 양팔을 머리 위로 뻗어 줍니다.

2 양팔을 귀 옆에 붙이고 팔꿈치를 모아 양팔을 직각으로 천천히 구부립니다.

섬세한 팔뚝 라인 가꾸기

2세트 20회

난이도 ★★★☆☆

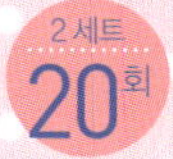

팔뚝 살을 빼기 위한 가장 보편적인 운동법입니다. 팔뚝 근육을 업시키고 탱탱해진 느낌을 갖는 데 효과적입니다.

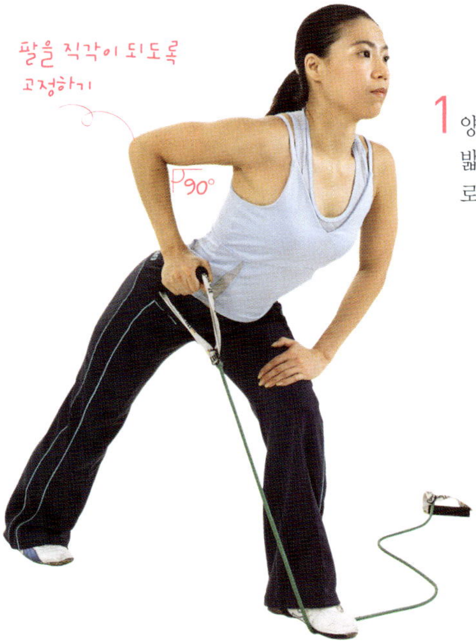

1 양발을 앞뒤로 벌린 상태에서 앞쪽 발로 튜빙밴드를 밟고 반대편 손으로 그립을 잡아 손이 허리에 올 정도로 당깁니다.

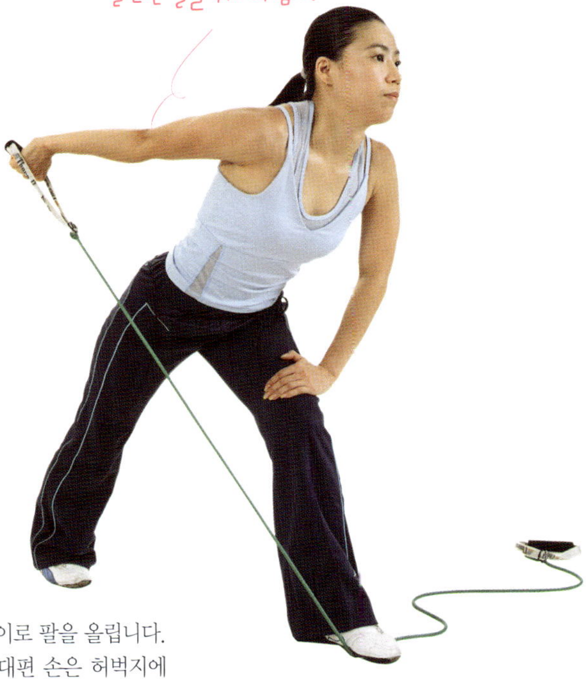

2 그립을 잡은 손을 뒤로 뻗으며 어깨 높이로 팔을 올립니다. 운동 중인 팔의 높낮이를 주의하고 반대편 손은 허벅지에 고정시킵니다.

S라인 옆구리 만들기

난이도 ★☆☆☆☆

옆구리 살을 빼는 데 효과적이나, 정확한 자세가 요구되는 동작입니다. 정확한 자세로 꾸준히 운동한다면 더 이상 옆구리 살 때문에 고민할 필요가 없어질 것입니다.

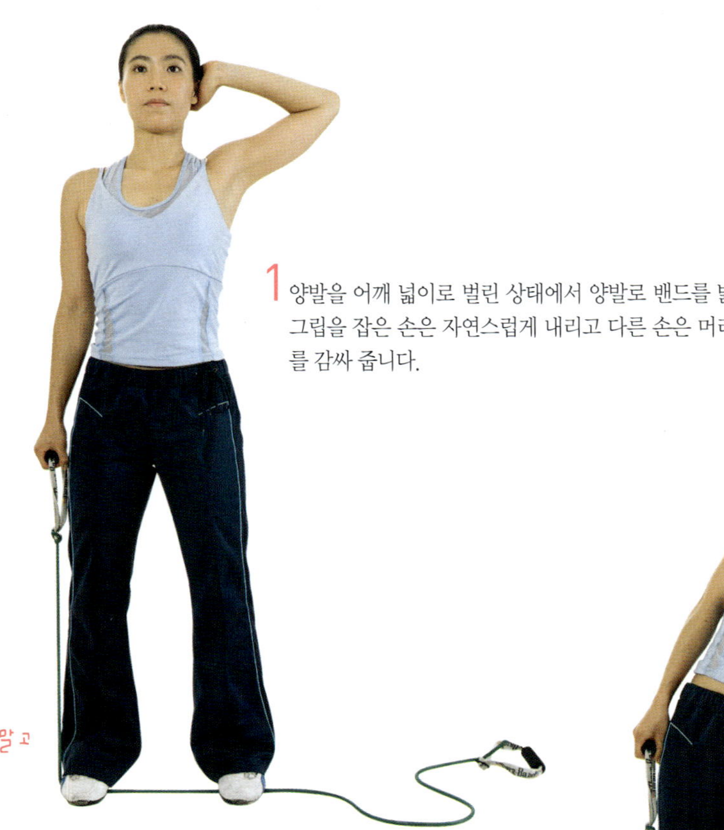

1 양발을 어깨 넓이로 벌린 상태에서 양발로 밴드를 밟고, 그립을 잡은 손은 자연스럽게 내리고 다른 손은 머리 뒤를 감싸 줍니다.

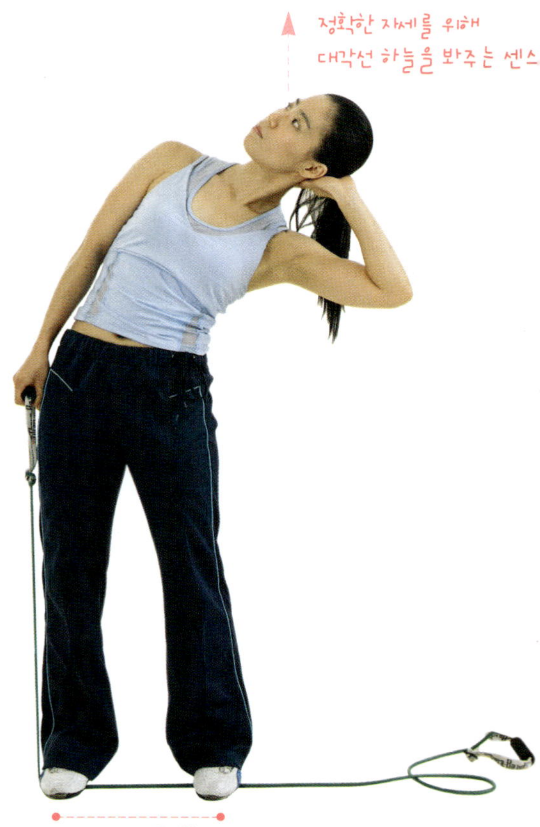

2 그립을 잡은 반대 방향으로 옆구리를 기울이며 시선은 대각선 하늘 방향을 봅니다. 골반이 나오지 않도록 주의하며 머리를 감싼 팔 역시 안쪽으로 기울어지지 않도록 합니다.

양쪽 모두

상복부 운동으로 윗배를 단련시키며 지방을 연소시키는 데 큰 효과가 있습니다.

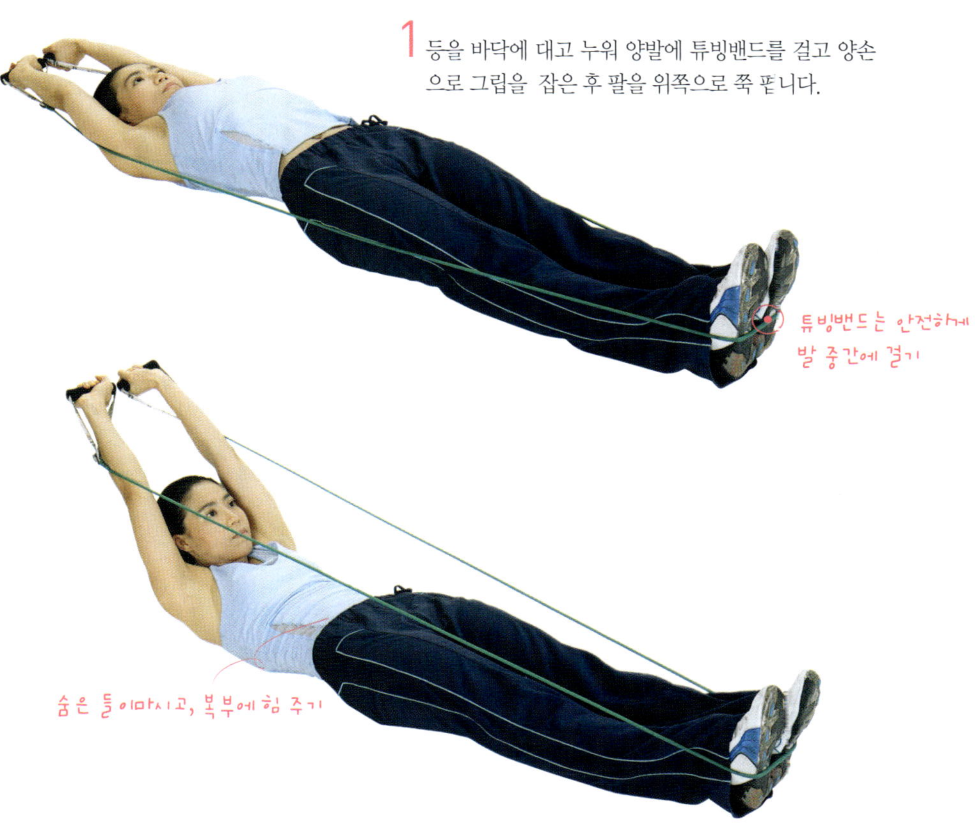

tip

튜빙밴드 운동을 통해 우리가 얻는 것!

첫째, 근력 운동의 지루함을 쉽게 벗어버릴 수 있을 만큼 재미있다.

둘째, 헬스 기구가 있는 클럽에 가지 않아도 장소에 구애 없이 언제 어디서든 운동할 수 있다.

셋째, 헬스 기구는 신체를 Z자 형태로 만들어 주지만, 튜빙밴드는 여성이 원하는 S라인을 만드는 게 훨씬 유용하도록 탄력성을 갖고 있다.

넷째, 무엇보다 안전하게 운동을 할 수 있다.

업그레이드
2차 순환 운동

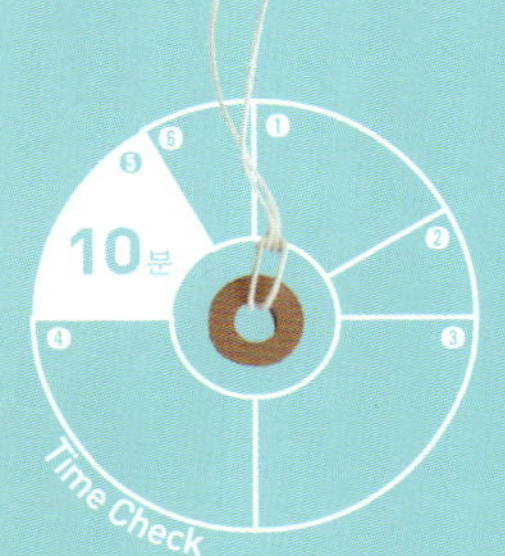

따라하기 쉬운 1차 순환 운동을 보다 업그레이드하여 칼로리 소모를 최대치로 끌어 올릴 수 있도록 구성하였습니다. 보다 난이도가 높은 유산소 운동을 위주로 허리 강화 운동을 추가했습니다. 4개로 구성된 동작을 쉬는 시간을 최소화하여 2번 순환 반복합니다. 보다 다이내믹하고 어려운 동작을 익히다 보면 둔한 몸이 차츰 가벼워지면서 게으른 생활 습관까지 개선될 것입니다.

날씬한 종아리 & 발목 만들기 무산소 운동 40회

심폐 기능을 강화하고 하체 근력의 균형을 맞추는 데 효과적입니다. 또한 종아리와 발목을 슬림하게 하는 데 도움을 줍니다. 양쪽을 번갈아 연속적으로 움직임으로써 둔한 몸을 보다 가볍게 만들 수 있는 절호의 찬식

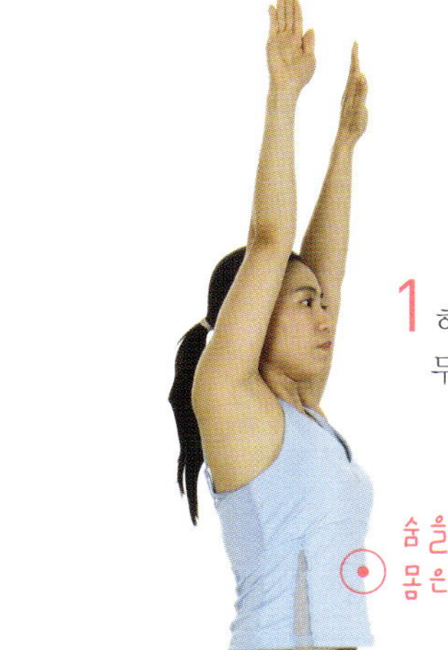

1 허리를 곧게 편 상태에서 한쪽 발을 뒤로 빼고,
두 팔을 머리 위로 쭉 뻗어 올립니다.

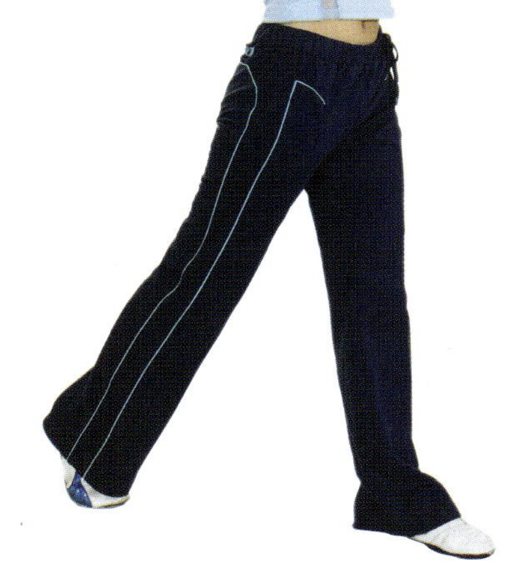

2 높게 올린 두 팔을 내리며 동시에 뒤로 뺀 발을 힘차게 들어 줍니다.
양쪽 무릎을 연속 동작으로 이어 리듬감 있게 운동을 실시합니다.

양쪽 모두

근육 제자리 찾아 주기 유산소 운동 1분

난이도 ★★☆☆☆

가벼운 유산소 운동으로 신체에 적당한 중력을 주어 골밀도를 증가시키고 편향되기 쉬운 근육들을 원위치시켜 줍니다.

제자리에서 조깅하듯이 가볍게 뜁니다.
가볍게 움직이되 일정한 속도로 1분간
쉬지 않고 뛰어 주세요.

지방 분해의 최고 해결책, 유산소 운동의 최적 조건을 찾아라!   tip

식사하기 전 식사 전에 유산소 운동을 하면 지방 연소에 효과적입니다. 공복 상태에서는 탄수화물을 가급적 많이 비축하기 때문에 지방을 에너지원으로 활용하는 양을 늘릴 수 있습니다.

웨이트 트레이닝 후 다이어터들의 주된 목표는 지방을 최소화시키는 것! 웨이트 트레이닝을 통해 1차 에너지원으로 사용도가 높은 탄수화물을 연소한 후 유산소 운동으로 지방의 에너지화를 촉진시키세요.

조깅 시 최적의 속도를 유지하라 100m를 50~60초 정도로 뛰는 것이 지방 분해에 가장 적당한 속도입니다.

기준을 정해 목표를 세워라 시간과 거리의 개념을 인지하여 좋은 몸 상태를 유지하며 목표치를 차츰 늘려 나가세요. 조깅은 자칫 목표를 설정하기가 어려울 수도 있어 쉽게 지치거나 지겨움을 느낄 수 있으므로 이를 적절히 보완해 나가야 합니다.

즐겨야 빠진다 조깅과 친구를 맺어 주는 가장 좋은 매개체는 라디오와 음악입니다. 조깅 시 자칫 무료함을 느낄 수 있지만 좋은 친구가 함께 한다면 더 이상 외롭지 않을 것입니다.

섹시한 허리 라인 만들기

난이도 ★★☆☆☆

허리를 강화시키는 데 효과적입니다. 튼튼한 허리는 신체 상하 균형과 강한 기초 근력과 직결됩니다. 바르지 못한 자세로 허리가 안 좋은 사람들에게 더욱 좋습니다.

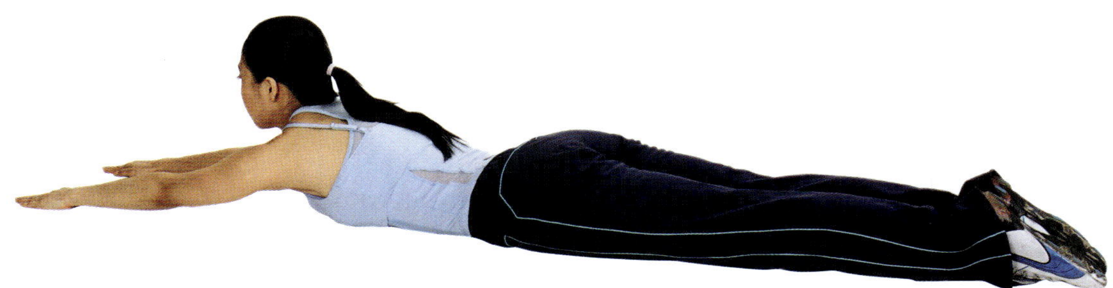

1 배를 바닥에 대고 엎드린 상태에서 양발을 모으고 두 팔을 쭉 뻗습니다.

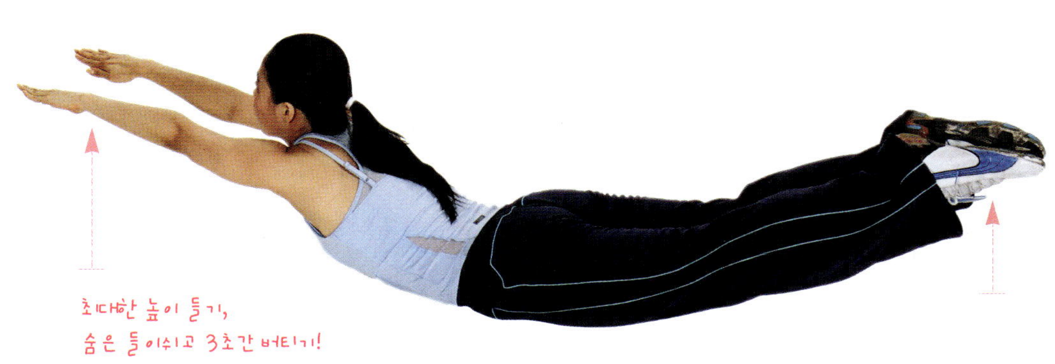

2 팔과 다리를 최대한 높이 들어올리고, 자세를 잡은 후 약 3초간 버팁니다.

난이도 ★★★★☆

몸 전체의 근력을 필요로 하는 유산소 운동으로 짧은 시간에 칼로리 소모량을 늘리는 데 안성맞춤입니다. 허리가 아픈 사람의 경우 보다 자세를 높게 하고 발 사이의 간격을 한 보가 아닌 반 보 정도로 조정하면 좋습니다.

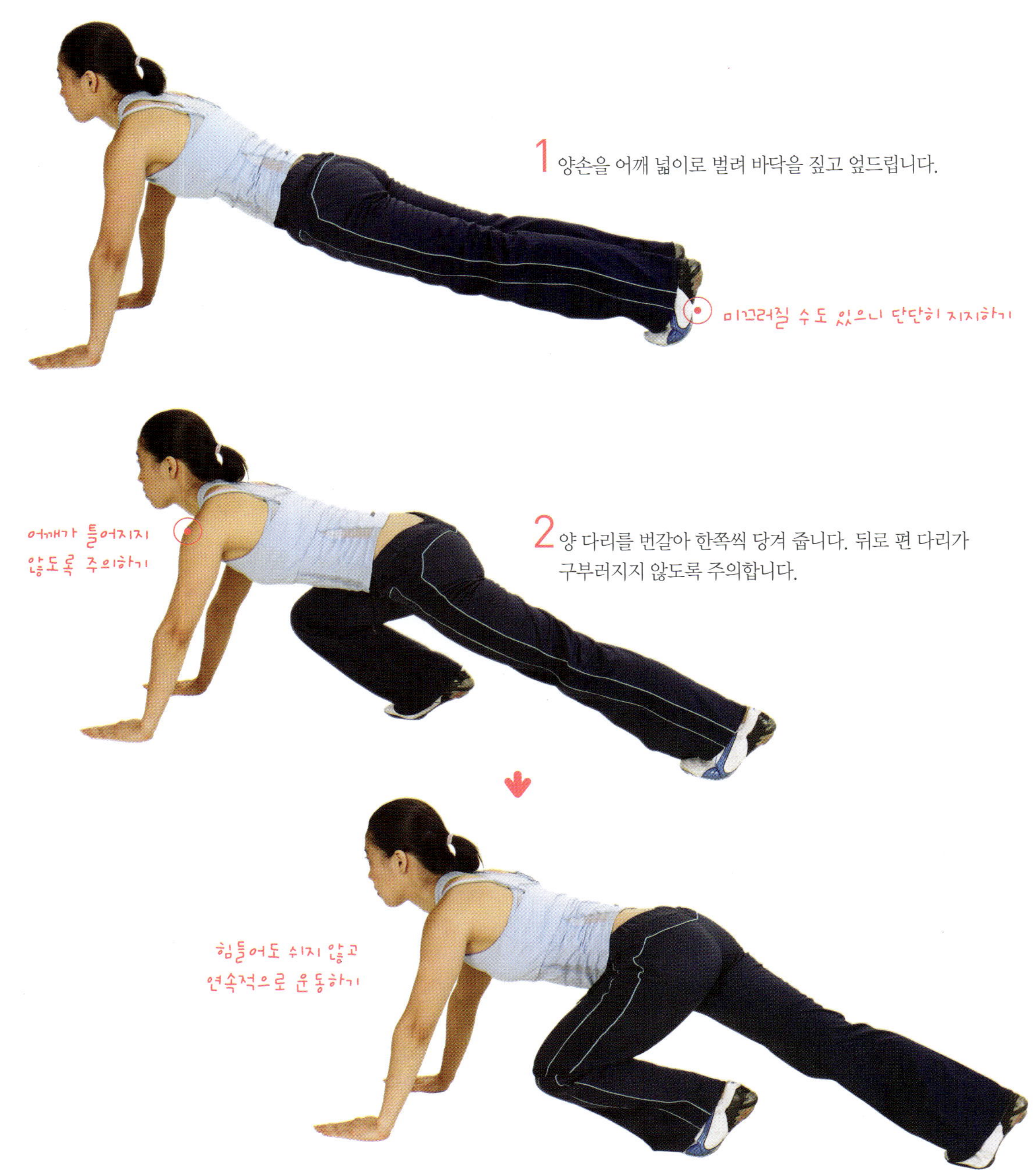

마무리 스트레칭

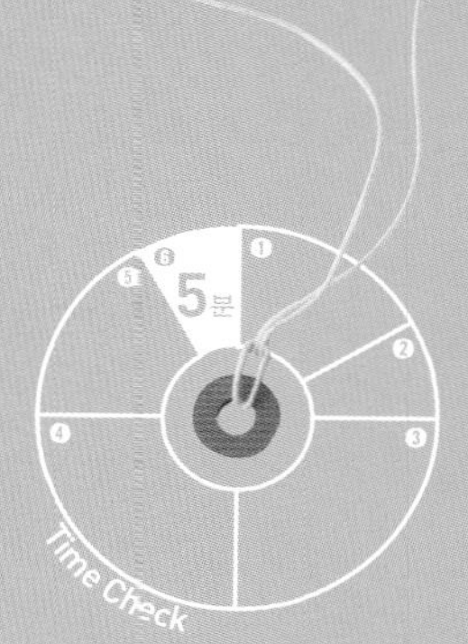

힘든 운동을 한 후 스트레칭으로 마무리를 하는 것은 그날 운동의 마침표를 찍는 작업입니다. 마무리 스트레칭은 근육을 늘리는 것에 초점을 맞추어 지친 근육을 빠르게 회복시키는 데 목적이 있습니다. 운동 중 100%의 균형을 유지하며 운동을 지속하기란 거의 불가능합니다. 자신이 자주 사용하는 부위들은 습관적으로 더 많은 힘과 더 빠른 반응을 보입니다. 마무리 스트레칭은 틀어진 신체를 바로잡는 데에도 중요한 역할을 합니다. 더불어 부상 예방과 기존 부상 부위의 재활에 많은 도움을 줍니다.

이러한 중요성에도 불구하고 많은 다이어터들이 마무리 스트레칭을 종종 잊어버리는 경우가 있는데 마무리 스트레칭은 모든 운동의 마침표라는 사실을 꼭 기억하세요.

난이도 ★★★☆☆

신체를 편안함을 갖게 해주며 보다 안정된 자세로 스트레칭을 실시합니다. 요가에서도 중요시되는 자세들로 따라 하며 그날의 운동 과정을 떠올려 보고 신체에 이상이 없는지 체크합니다.

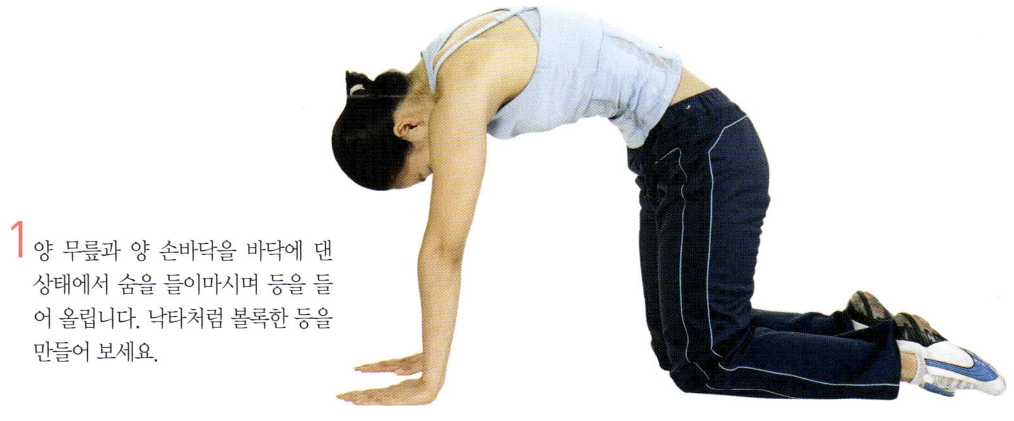

1 양 무릎과 양 손바닥을 바닥에 댄 상태에서 숨을 들이마시며 등을 들어 올립니다. 낙타처럼 볼록한 등을 만들어 보세요.

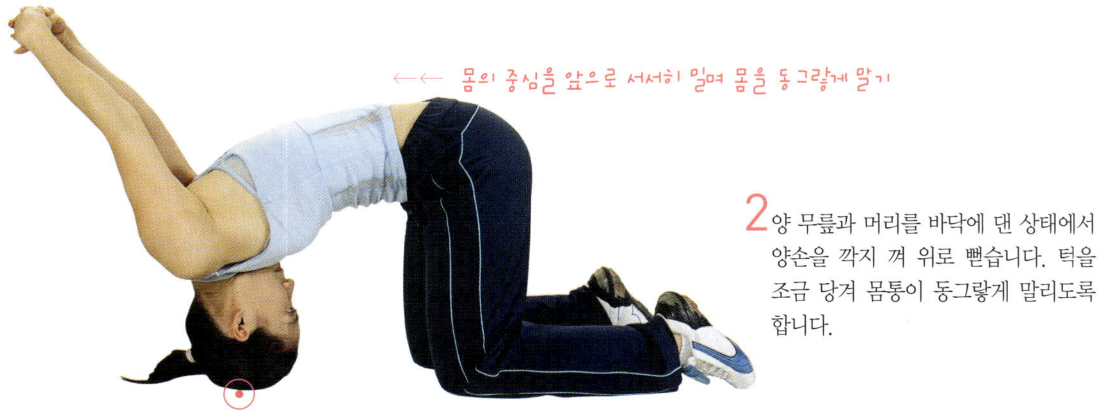

2 양 무릎과 머리를 바닥에 댄 상태에서 양손을 깍지 껴 위로 뻗습니다. 턱을 조금 당겨 몸통이 동그랗게 말리도록 합니다.

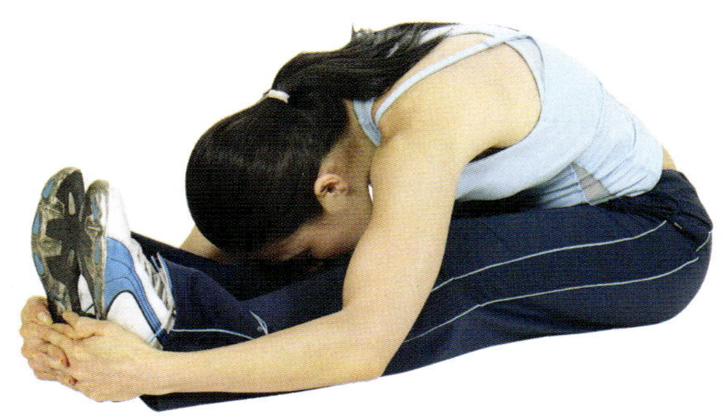

3 다리를 쭉 펴고 양발을 모아 앉은 상태에서 호흡을 깊게 하며 양손으로 양발을 감싸며 어깨를 숙입니다.

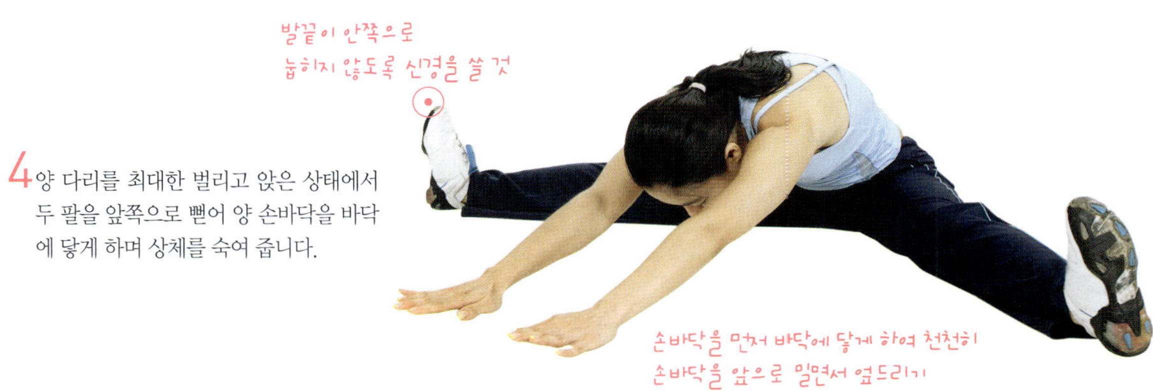

4 양 다리를 최대한 벌리고 앉은 상태에서 두 팔을 앞쪽으로 뻗어 양 손바닥을 바닥에 닿게 하며 상체를 숙여 줍니다.

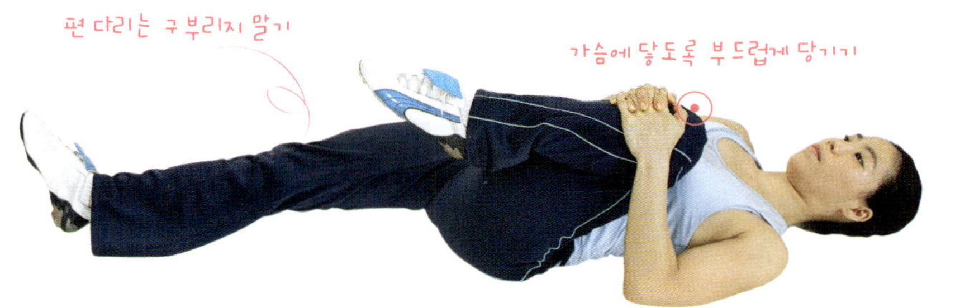

5 등을 바닥에 대고 편안히 누운 상태에서 한쪽 무릎을 깍지 낀 양손으로 당겨 줍니다.

양쪽 모두

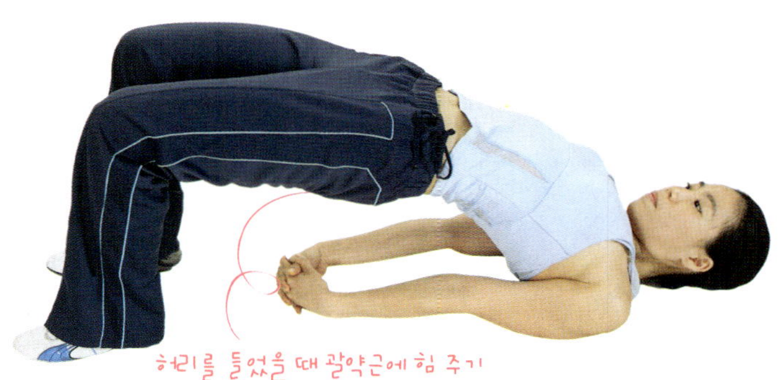

6 양 발바닥과 어깨를 바닥에 대고 누운 상태에서 엉덩이와 허리를 천천히 들어 줍니다. 양손은 깍지를 껴 어깨가 약간 뒤로 접히도록 합니다.

균형 스트레칭 15초 이상

난이도 ★★☆☆☆

마무리 스트레칭 중에서도 최종 마무리 동작입니다. 신체의 좌우 대칭을 맞춰 주며 격렬한 운동으로 피로가 쌓인 허리와 어깨, 옆구리를 보다 심도 있게 늘려 줍니다. 근육의 균형을 찾으며 가쁜 호흡을 여유롭게 해줍니다.

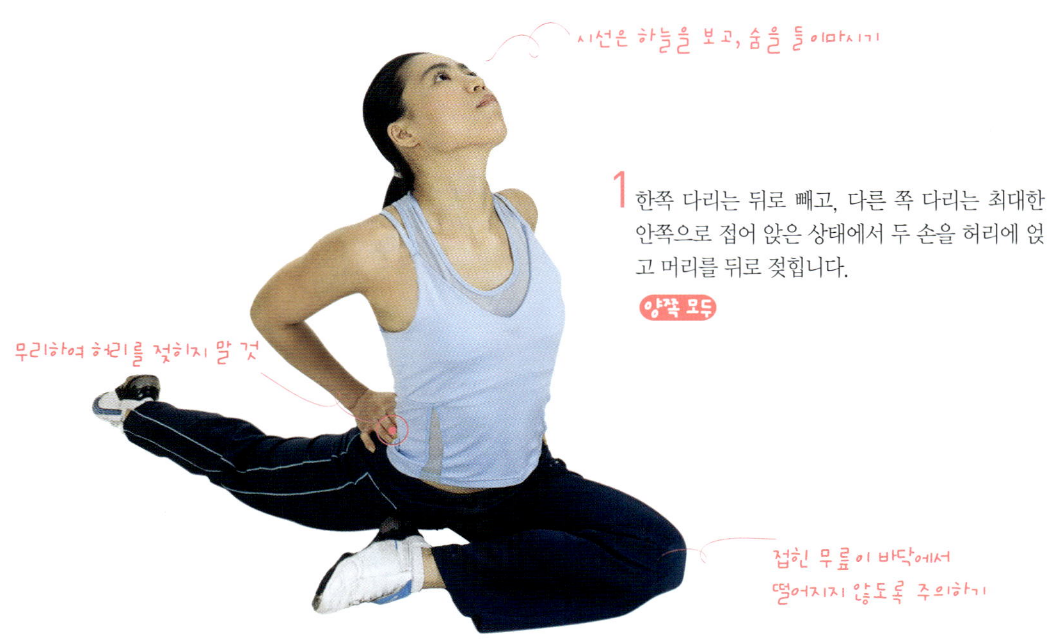

1 한쪽 다리는 뒤로 빼고, 다른 쪽 다리는 최대한 안쪽으로 접어 앉은 상태에서 두 손을 허리에 얹고 머리를 뒤로 젖힙니다.

양쪽 모두

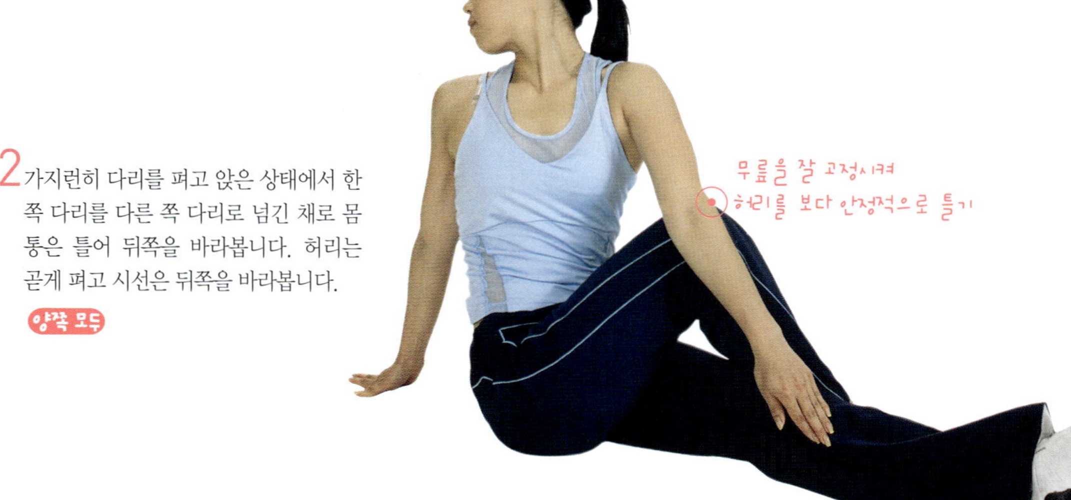

2 가지런히 다리를 펴고 앉은 상태에서 한쪽 다리를 다른 쪽 다리로 넘긴 채로 몸통은 틀어 뒤쪽을 바라봅니다. 허리는 곧게 펴고 시선은 뒤쪽을 바라봅니다.

양쪽 모두

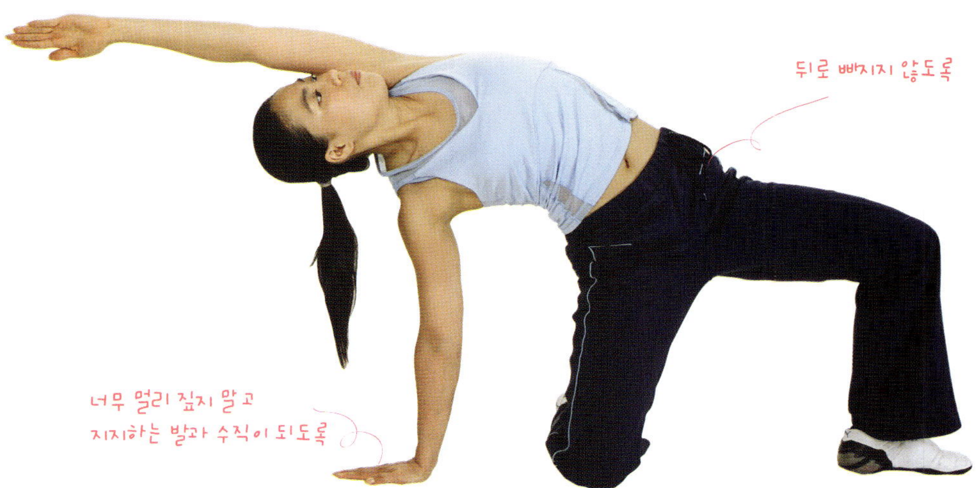

3 양쪽 무릎을 어깨 넓이만큼 벌려 바닥에 댄 상태에서 한쪽 다리를 직각이 되도록
세웁니다. 다른 쪽 팔로 바닥을 짚고 반대편 팔을 쭉 뻗으며 옆구리를 늘려 줍니다.
이때 늘리는 옆구리는 최대한 당기며, 세운 다리와 지지하는 다리 그리고 지지하는
팔이 서로 수직이 되도록 합니다.

양쪽 모두

4 무릎을 꿇은 채로 양팔을 쭉 펴고
엎드린 다음, 한쪽 팔을 반대편 팔
밑으로 넣고 어깨를 이용해 눌러
줍니다.

양쪽 모두

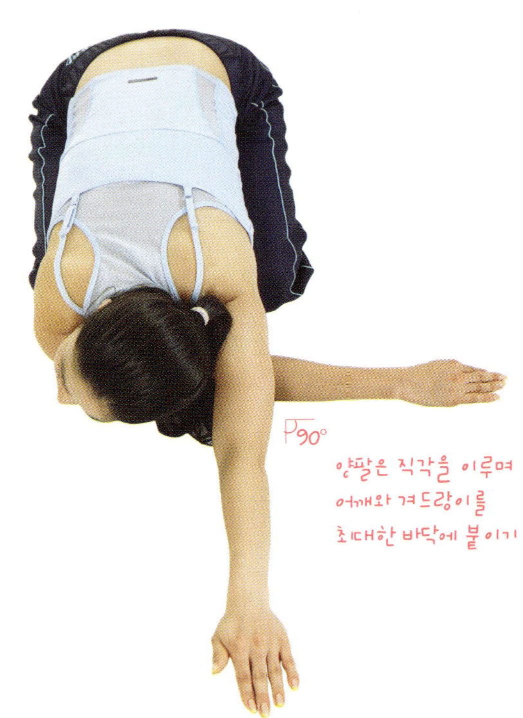

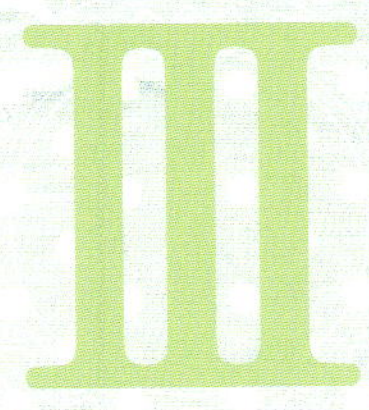

Oh! No! ET line

02

박아영씨

(28세)

제2의 전성기여, 나에게 오라!
8주 만에 부분 비만을 해소한 박아영씨

운동은 어느 누구보다 열심히,
하지만 그녀는 통통녀!

박아영씨는 통통한 모습에 귀여운 인상으로 헬스장에 있는 모든 기구를 능수능란하게 다루는 만능 스포츠우먼이었다. 전문가의 조언 없이도 운동을 매일 꾸준히 했다. 하지만 아영씨는 좀처럼 줄어들지 않는 뱃살과 허벅지 때문에 불만이 많았다. 직장에 다니면서도 바쁜 시간을 쪼개어 퇴근 후 매일 헬스장을 찾았지만 결코 S라인은 아니었다. 딱히 비만은 아니지만 그렇다고 S라인 몸매도 아닌 그녀가 나에게 해법을 요구했다. "테디 선생님! 잘록한 허리와 매끈한 다리 라인을 갖고 싶어요!"

아영씨는 큰 키에 팔다리가 가는 마른 체형으로, 신체 조건은 좋았다. 하지만 마른 체형이라고 해서 보디라인까지 멋진 것은 아니다. 아영씨 역시 전체적으로는 표준 이상의 신장과 라인을 갖고 있었지만 눈에 띌 정도로 복부와 허벅지에 지방이 많이 분포되어 있었다.

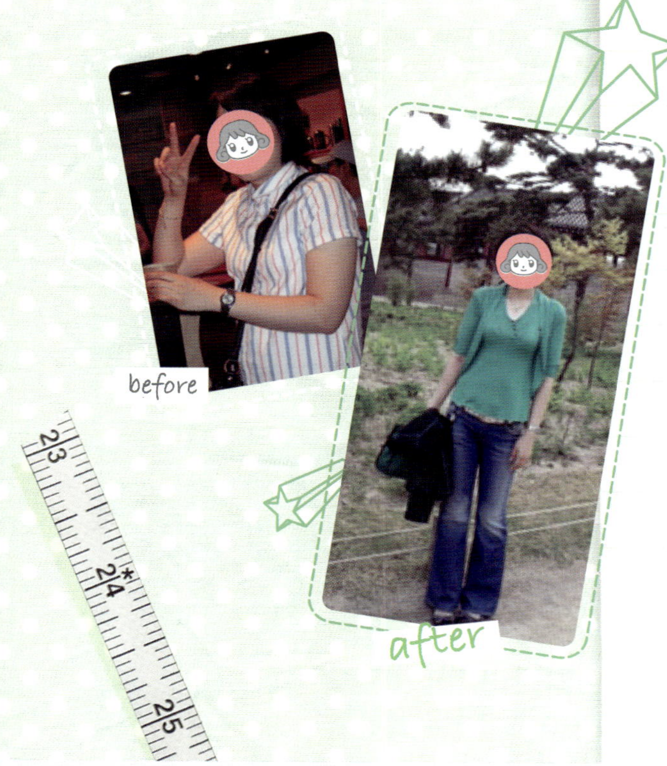

부분 비만의 체형적인 특징은 여러 가지가 있으나, 우선 지방이 전체적으로 고루 분포되어 있기보다 일정 부위에 집중되어 있는 형태이다. 이는 미관상으로도 좋지 않지만 신체의 불균형을 초래할 수 있기 때문에 우리 몸을 지탱해 주는 뼈에 상당한 부담을 주기도 한다. 부분 비만인 사람들은 한 부분만 문제가 있으니 조금만 노력하면 멋진 몸매가 될 수 있을 거라고 생각할지도 모른다. 하지만 이는 상당히 위험한 생각이다. 다이어트는 신진 대사, 즉 신체의 순환에 의해서 이루어지는데 우리가 생각하는 것처럼 일정 부위의 순환을 통제하는 것은 거의 불가능하다. 때문에 전형적인 비만보다 더욱 심혈을 기울여 세심하게 올바른 체형을 만들기 위해 노력해야 한다.

여기 음지에서 나와 양지의 햇빛을 바라보고 유유히 미소를 짓고 있는 그녀가 있다. 그녀의 쉽지 않았던 건강 찾기 프로젝트를 주목하기 바란다.

아영씨의 운동 방향

① 필수 스트레칭 : 스트레칭을 통해 온몸의 균형을 잡고 피로를 최대한 풀어 준다. 15분간 실시하며 각 동작은 20초 이상 유지한다.
② 옥의 티 제거를 위한 근력 운동 : 15분간 실시하며 짧은 시간인 만큼 휴식 시간을 최소화하며 진행한다.
③ 부분 비만을 위한 유산소 운동 : 40분간 실시하며 주차별로 강도를 달리한다.

아영씨의 신체 변화

항목	Before	After	변화량
신장	170cm	170cm	
체중	66.5kg	63.4kg	-3.1kg
근육량	43.4kg	47.6kg	+4.2kg
체지방량	18kg	12.9kg	-5.1kg
체지방률	27.9%	20.3%	-7.6%
복부지방률	0.84%	0.77%	-0.07%

노력이 한순간에 물거품이 되지 않도록

아영씨 역시 단백질 위주의 식단을 유지하도록 하는 식이 조절을 취했다. 직업상 활동량이 상당히 많기 때문에 세끼 식사를 꾸준히 습관화해 나갔다.

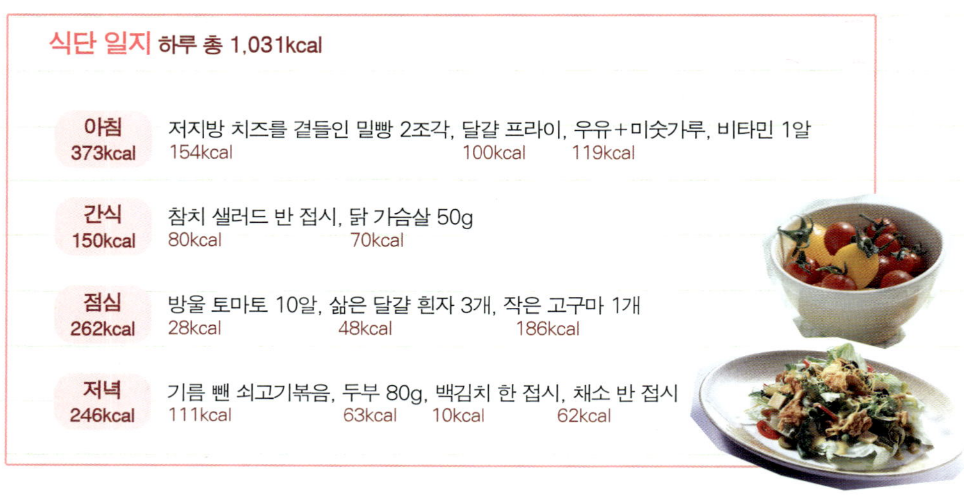

식단 일지 하루 총 1,031kcal

아침 373kcal	저지방 치즈를 곁들인 밀빵 2조각, 달걀 프라이, 우유＋미숫가루, 비타민 1알 154kcal　　　　　　　　　　　100kcal　　119kcal	
간식 150kcal	참치 샐러드 반 접시, 닭 가슴살 50g 80kcal　　　　　　　70kcal	
점심 262kcal	방울 토마토 10알, 삶은 달걀 흰자 3개, 작은 고구마 1개 28kcal　　　　48kcal　　　　186kcal	
저녁 246kcal	기름 뺀 쇠고기볶음, 두부 80g, 백김치 한 접시, 채소 반 접시 111kcal　　　　63kcal　　10kcal　　62kcal	

"피할 수 없다면 즐기되 그 동안의 노력이 한순간에 물거품이 되지 않도록 최선을 다하자! 허물어지는 것은 한순간이다. 하지만 그것을 다시 쌓아올리는 것은 갑절 이상의 땀방울이 필요하다"는 사실을 머릿속에 상기하고 있다면 지금 순간의 갈림길에서 과연 어떤 선택이 나를 아름답고 행복하게 만들 것인가에 대한 선택은 그리 어렵지 않을 것이다.

비키니짱 아영씨의 한마디

다이어트를 하리라 마음먹은 여러분께 제가 드리고 싶은 말은 간단합니다. 다이어트에 대한 올바른 개념을 이해하고 내 몸에 습관화하라는 것이에요. 일단 자신의 단점을 이해하고 받아들이세요. 부끄러운 시간은 짧고, 행복한 느낌은 오래간답니다! 단점을 보완하기 위한 운동을 집중적으로 하면서도 편중되지 않도록 유의하세요. 저처럼 복부와 하체가 비만이라면 운동 + 식이 조절, 여기에 운동 후 가벼운 마사지를 추가하면 금상첨화죠! 정말 효과가 있어요. 주위 사람들이 저의 변화된 모습을 말해 주기 전에 제가 먼저 온몸으로 느꼈거든요! ^^

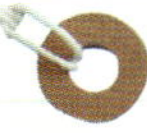

궁금증을 해소하자!
부분 비만이란?

전체적인 외형에 비해 상대적으로 체지방률이 높다면 아무리 말랐더라도 부분 비만을 의심해 보아야 합니다. 여성의 경우 체지방률이 약 30%대에 가깝거나 그 이상이라면 부분 비만으로 봅니다. 이는 바르지 못한 자세가 원인이 될 수도 있으며, 혈액 순환이 원활하지 않은 경우에도 나타납니다. 또는 비만으로 가는 전 단계에 발생하기도 합니다.

전형적인 비만보다 부분적인 비만 해소가 더 까다롭습니다. 전형적인 비만의 경우 지방 감량을 목표로 삼으면 큰 무리가 없지만, 부분 비만의 경우는 전체적인 균형을 이루며 근육량을 늘려야 하므로 가시적인 운동 효과가 빨리 나타나지 않습니다. 또한 식이 조절에 있어서도 전형적인 비만에 비해 더 세심한 단백질 위주의 식단이 필요합니다.

Oh! No! ET line!
부분 비만의 기본 운동법

부분 비만은 전형적인 비만에 비해 더 많은 노력이 필요합니다. 특히 다이어트 효과가 눈에 띄게 나타나지 않기 때문에 도중에 그만두는 경우가 많습니다. 사실 스트레칭을 홀로 15분간 지속하는 것은 쉬운 일이 아닙니다. 그러므로 천천히 충분히 근육을 늘려 주고 편안함을 느껴야 합니다. 부분 근력 운동은 쉬는 시간을 최소화하여 집중력을 최대한 높여야 합니다. 최대한 혈류량의 공급을 높여 해당 부위의 혈액 순환을 돕는 게 우선 목표이기 때문입니다. 운동 강도는 가볍게, 하지만 횟수는 보다 많이 설정해야 합니다.

자, 이제부터 꼭꼭 숨겨 두었던 살을 떼어 버릴 수 있는 운동법들을 자세히 살펴봅시다. Let's go~!

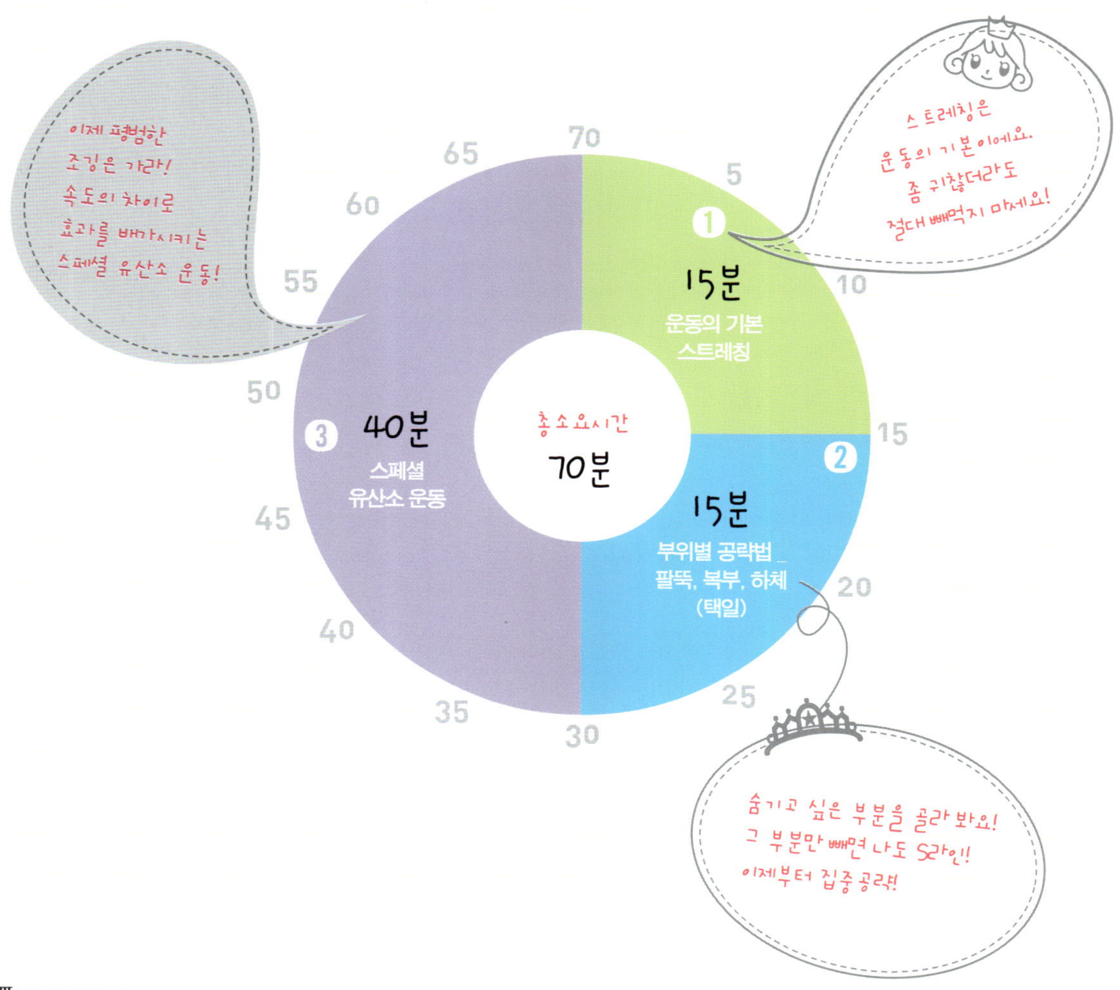

운동의 기본
스트레칭

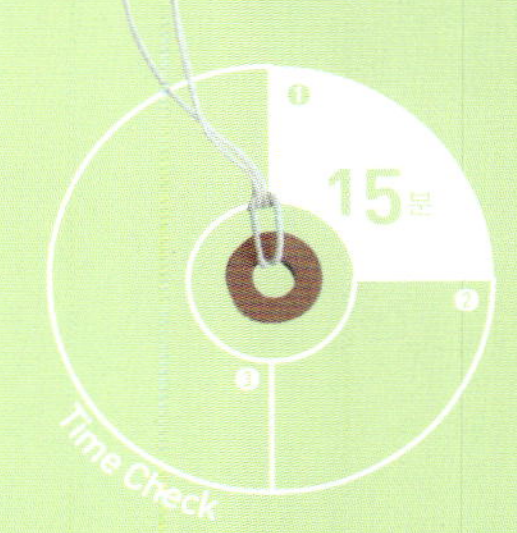

스트레칭 시간이 fat down의 스트레칭보다 많이 배정되어 있습니다. 방법은 동일하나 지속 시간에 차이를 두고 실시합니다. 전형적인 비만에서의 스트레칭은 운동을 하기 전 몸을 푸는 데 초점을 맞추어 지속 시간을 8~10초 정도로 했습니다.

반면 부분 비만에서의 스트레칭은 운동 전 몸을 푸는 단계를 포함하여 일정 부위의 비만이 가져다준 신체 불균형 현상을 해소하고 이 과정에서 심한 피로를 느꼈을 몸에 충분히 휴식을 주는 데 가장 큰 초점을 맞추고 있습니다.

때문에 충분히 근육이 늘어날 수 있도록 20초 이상 충분한 호흡과 함께 스트레칭을 실시하여 줍니다. 또한 급하게 동작을 바꾸기보다 나에게 문제 있는 부위의 스트레칭에 보다 중점을 두어 두 번 정도 더 근육을 늘려 준다면 스트레칭을 통해 얻을 수 있는 효과를 극대화할 수 있습니다.

부위별 스트레칭 – 목, 몸통, 다리

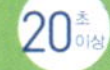

목 스트레칭
난이도 ★☆☆☆☆ 20초 이상

목 부위의 근육을 뒤, 앞, 옆쪽의 순서로 천천히 늘리면서 목 근육의 긴장을 완화시켜 신체의 피로감을 덜 느끼도록 해줍니다.

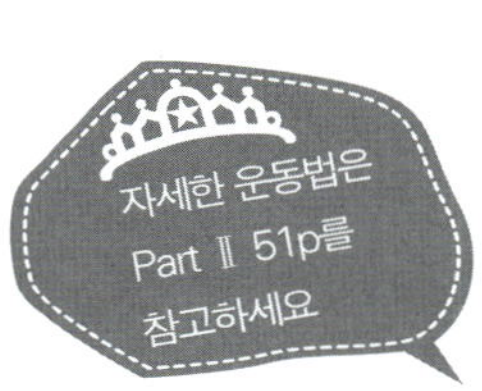

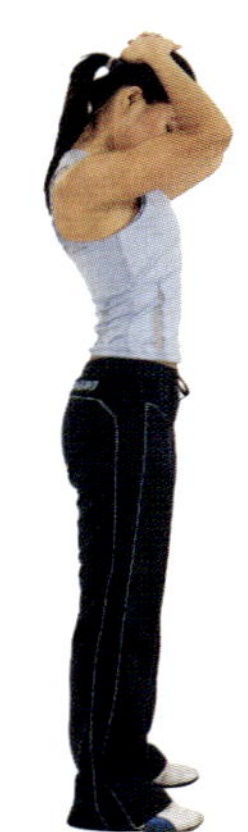
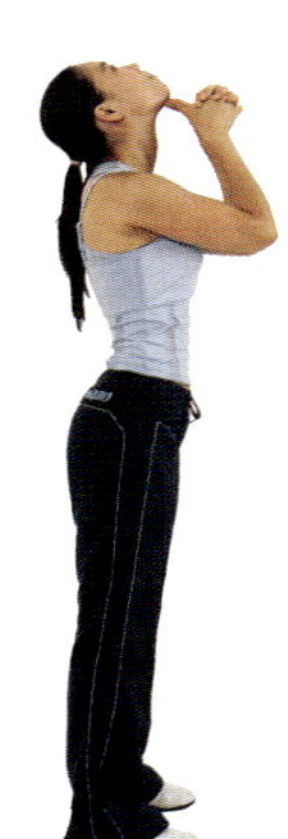
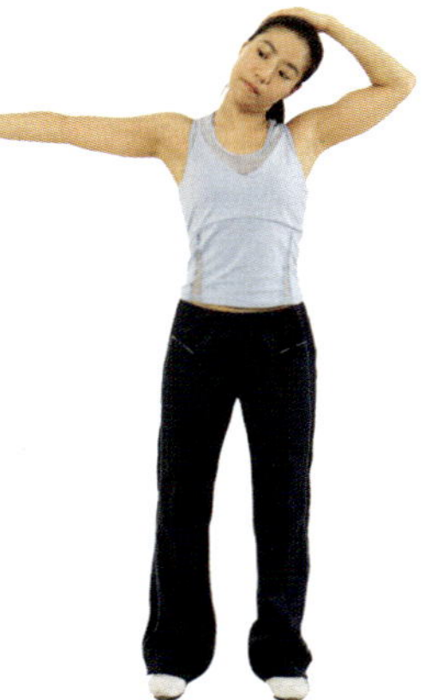

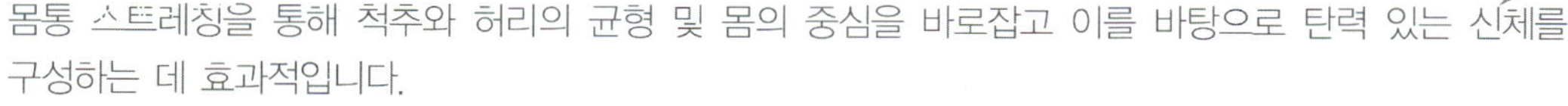

몸통 스트레칭
난이도 ★★☆☆☆ 20초 이상

몸통 스트레칭을 통해 척추와 허리의 균형 및 몸의 중심을 바로잡고 이를 바탕으로 탄력 있는 신체를 구성하는 데 효과적입니다.

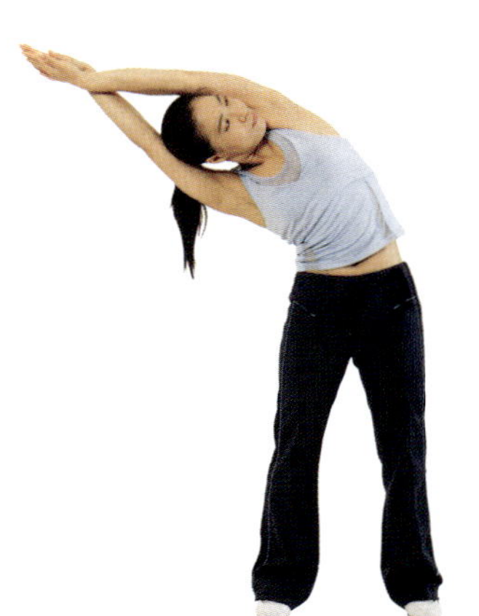
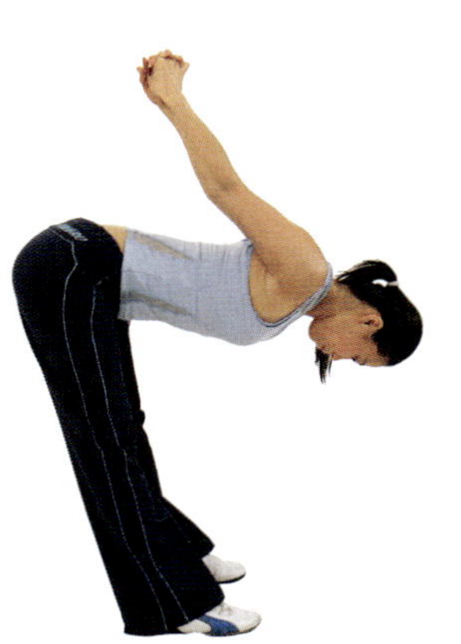
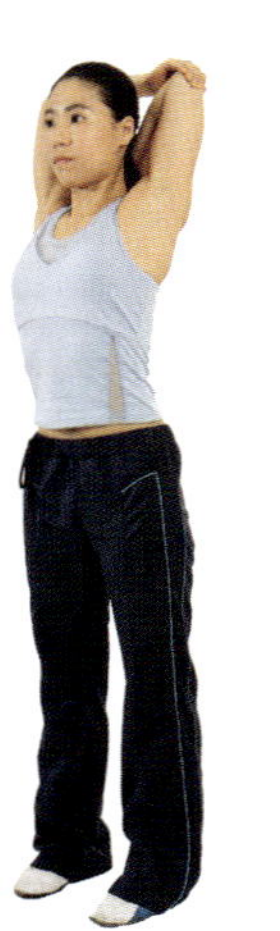
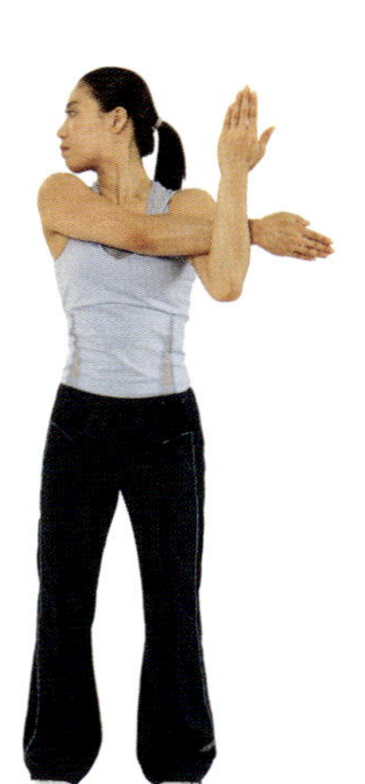
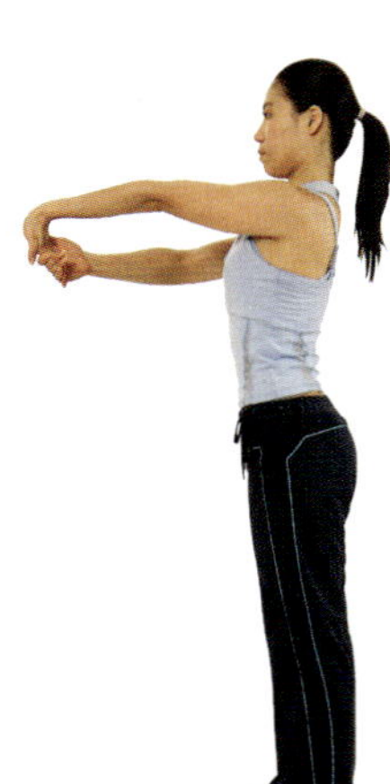

다리 스트레칭 난이도 ★★★☆☆ 20초이상

다리 스트레칭은 중요한 필수 동작입니다. 다리는 일상생활에서 걷기 동작을 통해 많은 피로를 느끼고
있지만 실제로 잘 느끼지 못하고 있죠. 활동량을 늘리고 부실한 하체의 약점을 극복하기 위해 이제부터
다리 스트레칭에 주목해 주세요.

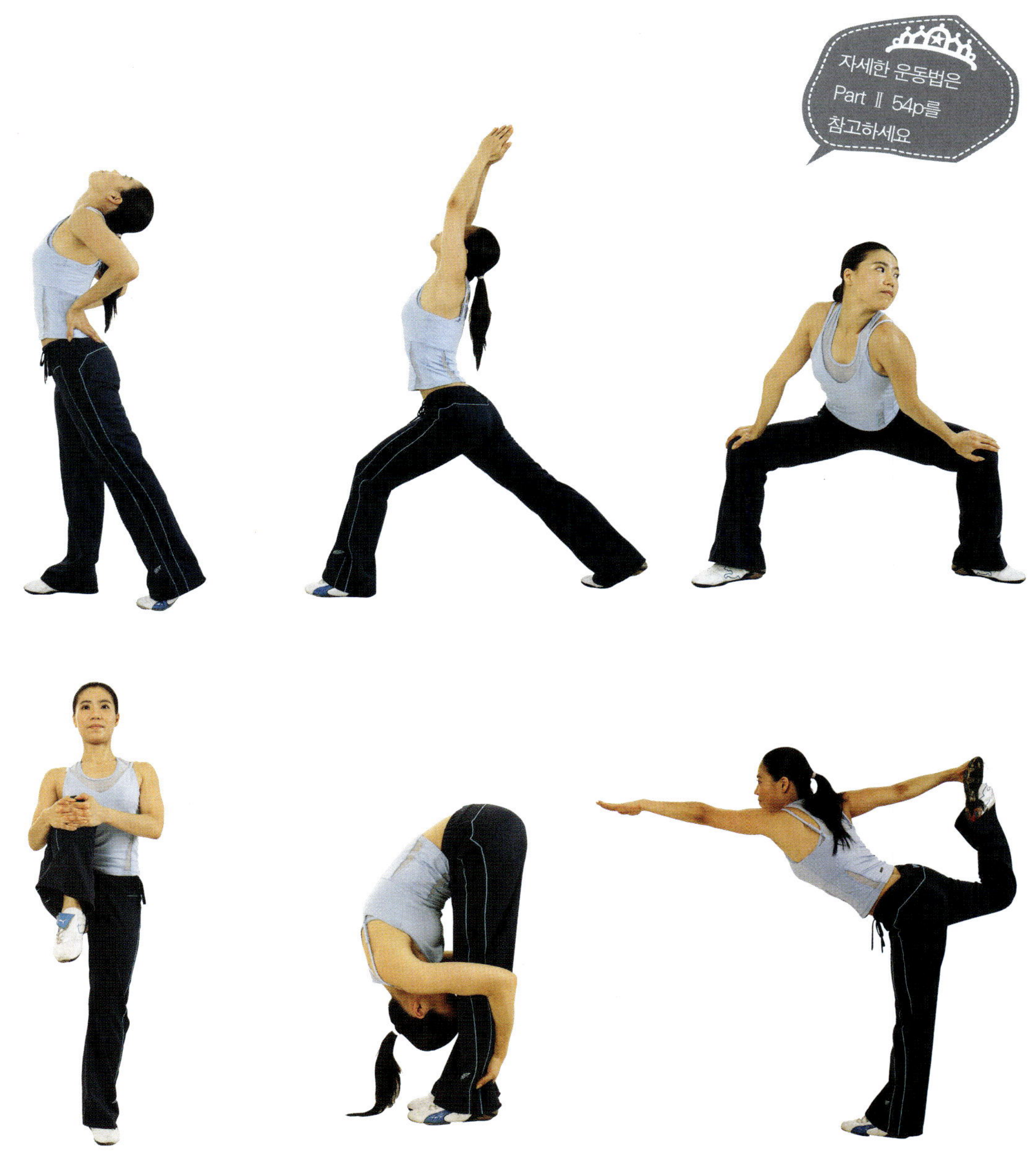

살들아 물렀거라!
부위별 공략법
팔뚝

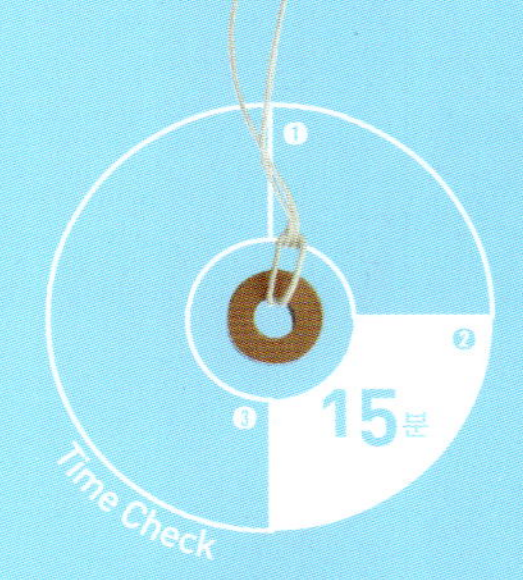

출렁출렁~ 펄럭펄럭이는 팔뚝 살의 지방을 제거하고 탄력을 주기 위해서는 다양한 운동법으로 자극을 주어야 합니다. 팔뚝 살은 삼두근이라는 근육 부위입니다. 이 부위의 운동을 실시할 때에는 되도록 팔꿈치가 벌어지지 않도록 몸쪽에 양팔을 붙여 팔꿈치를 고정시켜야 운동 효과를 배가시킬 수 있습니다.

탄력 있는 팔 만들기 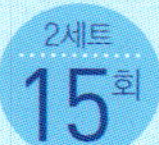

2세트 15회

팔뚝 살의 처짐을 방지합니다. 또한 혈액을 원활히 공급하여 지방 분해를 도와 날씬한 팔뚝을 만들어 줍니다. 이 운동을 통해 당당하게 민소매 티셔츠를 입을 수 있을 만큼 탄력적인 팔 라인을 만들 수 있습니다.

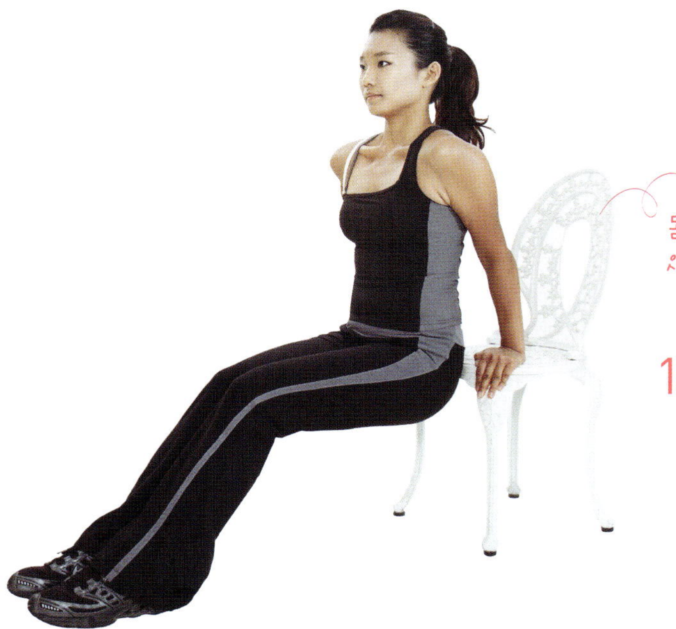

1 의자 혹은 높이가 있는 고정 물체를 이용하여 실시합니다. 양팔을 어깨 넓이로 벌려 의자를 짚고 손끝은 정면을 향합니다. 양발을 모아 의자에서 한 걸음 정도 다리를 앞으로 뻗고 무릎을 약간 구부립니다.

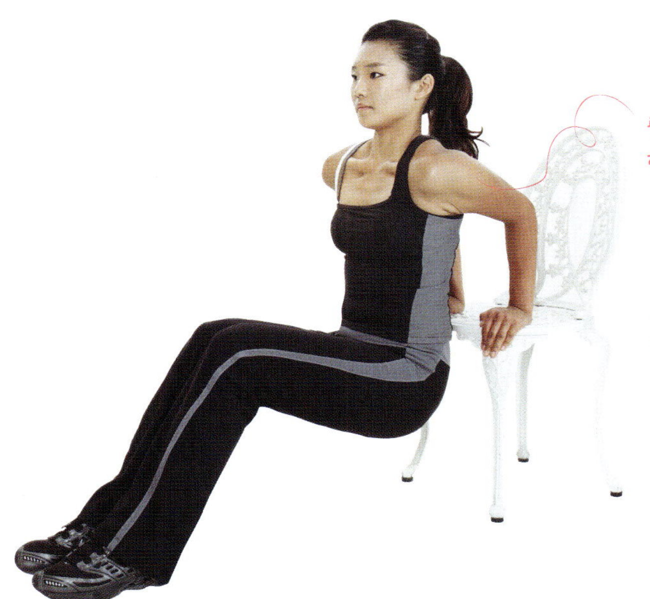

2 팔꿈치가 벌어지지 않도록 주의하며 엉덩이를 바닥과 수직 방향으로 내려오게 합니다. 다른 신체 부위, 특히 엉덩이가 움직이지 않도록 하고 오직 팔꿈치 힘으로 구부렸다 폈다를 반복합니다.

글래머스한 가슴 & 슬림한 팔뚝 만들기 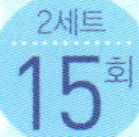

난이도 ★★☆☆☆

매끈한 팔 라인을 갖는 데 기본이 되는 동작입니다. 가슴은 물론 매끈한 어깨 라인을 만드는 데도 상당한 효과가 있습니다. 특히 양팔의 간격이 좁을수록 팔뚝 쪽에 강한 힘을 주게 돼 효과가 커집니다.

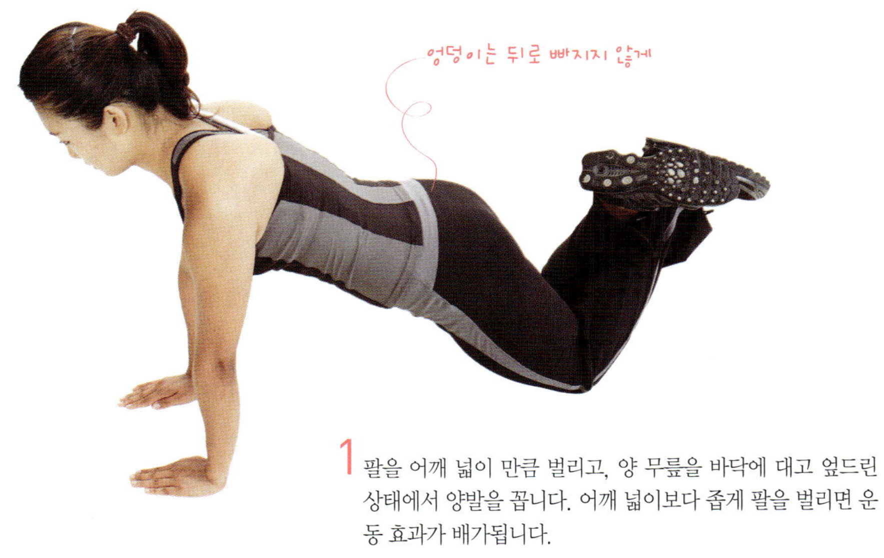

1 팔을 어깨 넓이 만큼 벌리고, 양 무릎을 바닥에 대고 엎드린 상태에서 양발을 꼽니다. 어깨 넓이보다 좁게 팔을 벌리면 운동 효과가 배가됩니다.

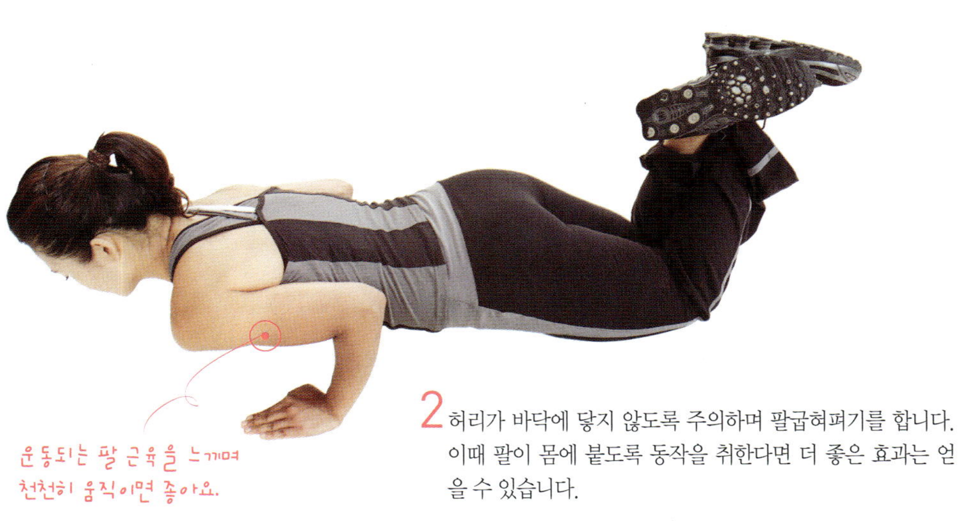

2 허리가 바닥에 닿지 않도록 주의하며 팔굽혀펴기를 합니다. 이때 팔이 몸에 붙도록 동작을 취한다면 더 좋은 효과는 얻을 수 있습니다.

살들아 물렀거라!
부위별 공략법
복부

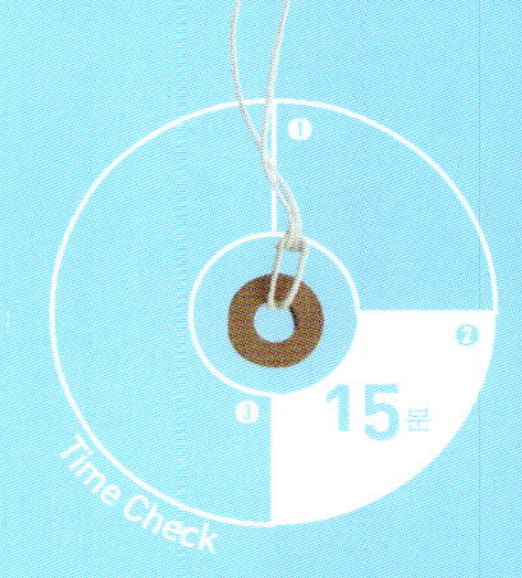

효과적인 복부 운동을 위해 이것만은 꼭 기억해 두세요.

첫째, 목에 힘을 주어 머리를 당기지 말 것!
둘째, 허리 운동을 병행하여 복근과 길항적인 허리 근육도 함께 강화시킬 것!
셋째, 윗배 – 중간배 – 아랫배 순으로 복부 근육 운동을 실시할 것!
넷째, 매번 똑같은 운동을 반복하지 말고 다양한 운동을 통해 지방 분해 및 탄탄한 복부를 만들 것!

복부 운동 전후 줄넘기를 함께 한다면 높은 효과를 얻을 수 있습니다. 줄넘기를 통한 연속적인 점프 동작은 장에 적절한 자극을 주어 소화 기능을 돕고 장 사이사이의 지방을 바깥쪽으로 밀어내는 역할도 합니다. 또한 신체가 느끼는 중력으로 인해 허리 및 기타 골격의 뼈 밀도를 높여 주는 데도 효과적입니다.

윗배 집어넣기

난이도 ★★★☆☆

명치 부분에서 배꼽까지 세로 라인을 만드는 데 효과적인 동작입니다. 복부에 횡적으로 강한 힘을 줘 10초가량만 버텨도 복부 전체에 꽉 조여 드는 압박감이 듭니다.

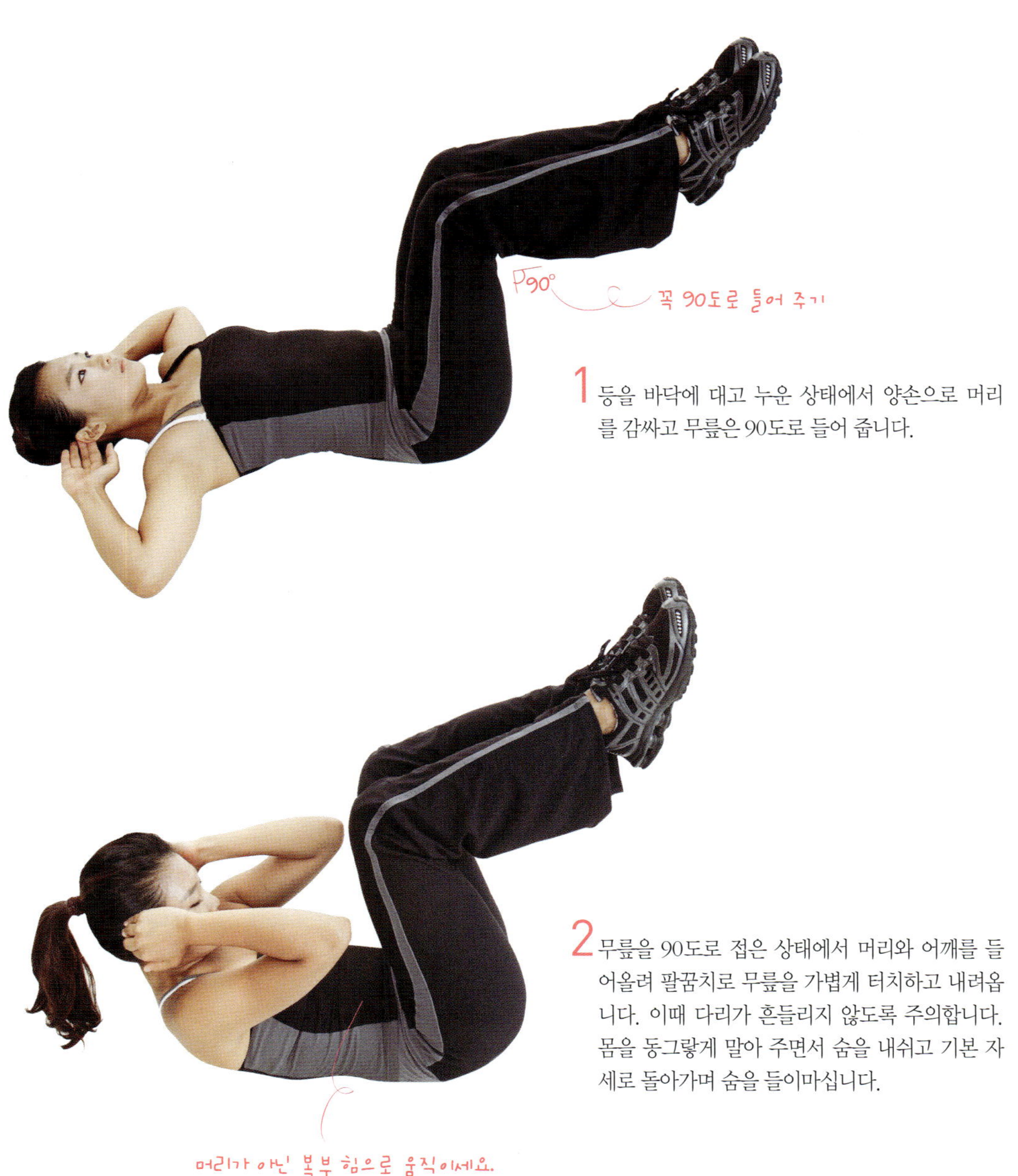

1 등을 바닥에 대고 누운 상태에서 양손으로 머리를 감싸고 무릎은 90도로 들어 줍니다.

2 무릎을 90도로 접은 상태에서 머리와 어깨를 들어올려 팔꿈치로 무릎을 가볍게 터치하고 내려옵니다. 이때 다리가 흔들리지 않도록 주의합니다. 몸을 동그랗게 말아 주면서 숨을 내쉬고 기본 자세로 돌아가며 숨을 들이마십니다.

사이드 복부 라인 만들기

3세트 20회

난이도 ★★★☆☆

복부의 사이드 쪽, 흔히 외복사근이라는 부위를 단련하는 데 효율적입니다. 특히 복부에 보일 듯 말 듯 한 섹시 라인을 만들기 위한 필수 동작입니다.

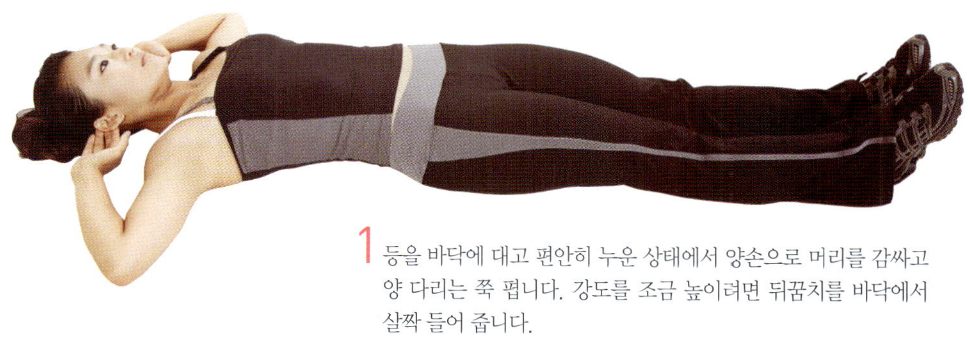

1 등을 바닥에 대고 편안히 누운 상태에서 양손으로 머리를 감싸고 양 다리는 쭉 폅니다. 강도를 조금 높이려면 뒤꿈치를 바닥에서 살짝 들어 줍니다.

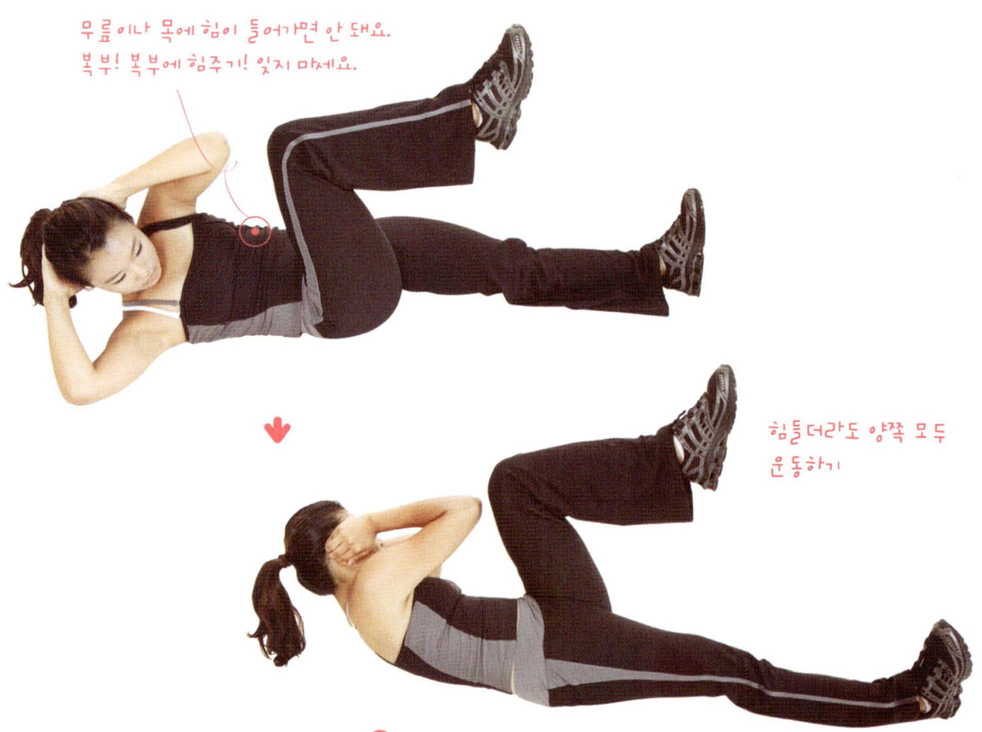

2 한쪽 팔꿈치와 대각선 방향이 되는 무릎을 맞닿게 하며 몸을 접어 줍니다. 이어 반대쪽도 같은 방법으로 실시하며 이를 반복합니다.

양쪽 모두

세로 복부 라인 만들기 1분씩 2회

윗배를 들어가게 하는 데 큰 도움이 됩니다. 자칫 목에 힘이 들어갈 수 있는데, 목이 아니라 배에 힘을 주어야 더 큰 효과를 볼 수 있습니다.

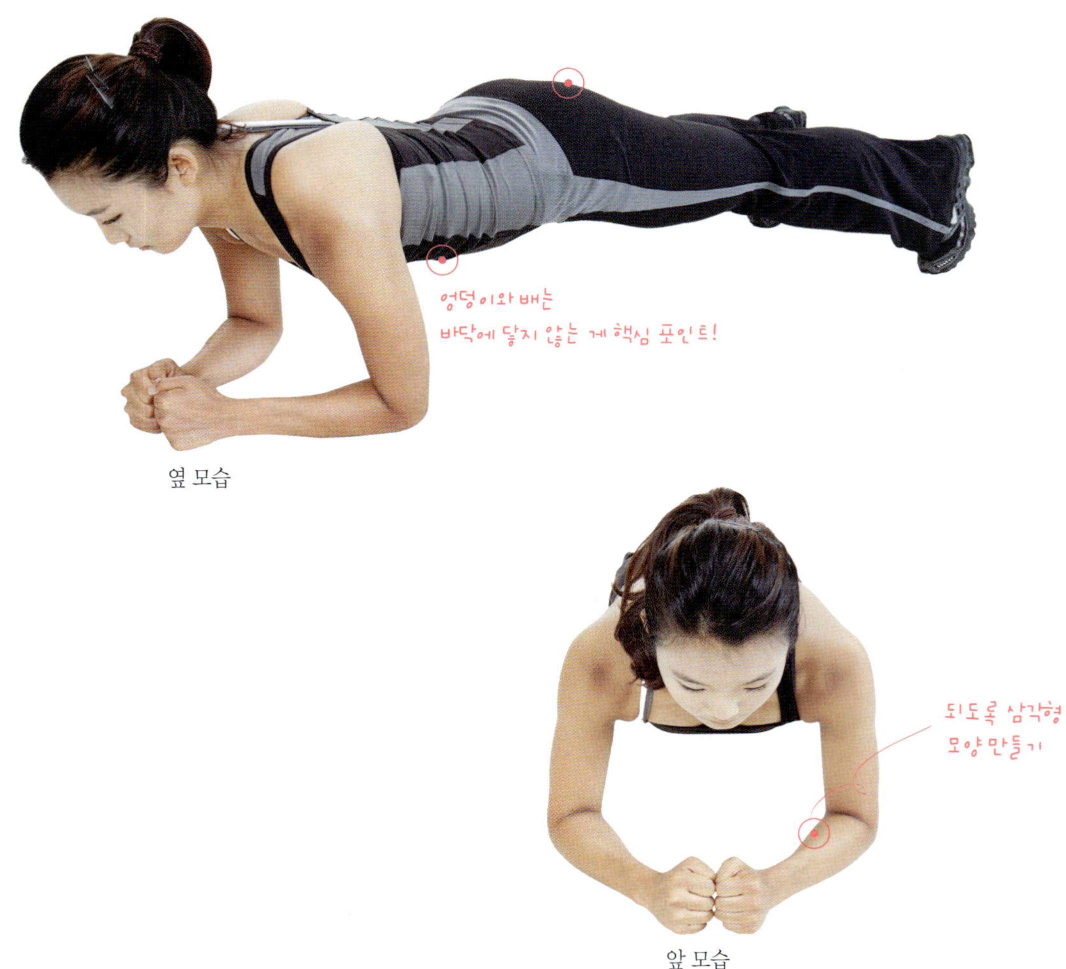

옆 모습

앞 모습

가슴이 바닥을 향하도록 엎드립니다. 양팔을 어깨와 수직이 되도록 삼각형 형태로 구부리고 발가락에 힘을 주어 상체와 무릎을 바닥에서 띄어 줍니다. 자칫 힘이 빠져 배꼽이 바닥과 가까워지거나 허리가 휘는 경우가 있는데, 되도록 몸이 일자가 되도록 유지하는 것이 매우 중요합니다.

아래 뱃살 없애기 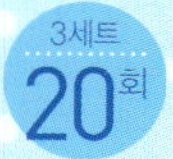

난이도 ★★☆☆☆

흔히 '똥배'라 부르는, 아름다운 몸매의 주적인 아랫배를 없애는 가장 기본적이며 효율적인 방법입니다.
특히 다리를 올리는 속도보다 내릴 때의 속도를 천천히 하는 것이 좋습니다.

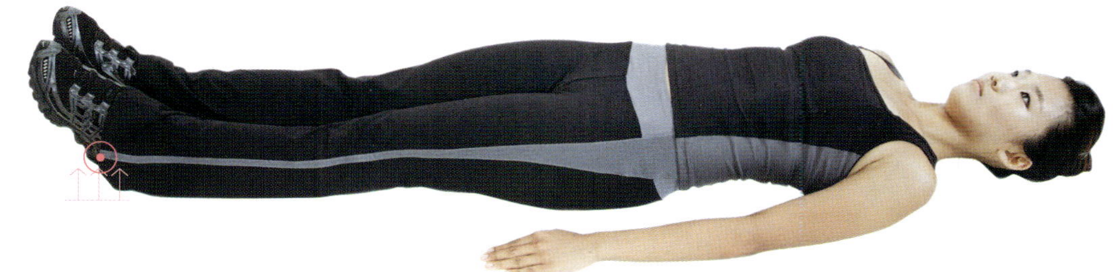

1 등을 바닥에 대고 두 다리를 쭉 펴고 누운 상태에서 양손은
엉덩이 옆에 두고 양 엄지발가락은 붙입니다.

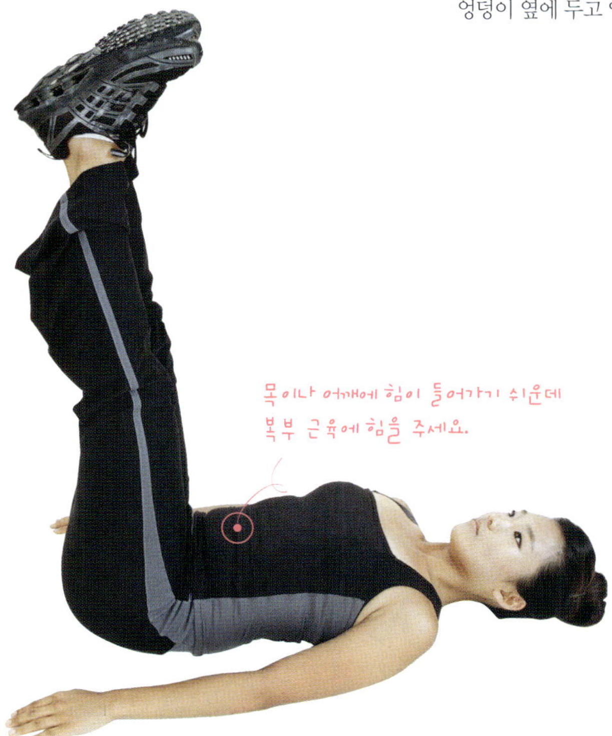

2 무릎이 구부러지지 않도록 주의하면서
다리를 들었다 내렸다를 반복합니다. 내
릴 때 뒤꿈치가 바닥에 닿지 않도록 주의
합니다. 난이도를 높이고자 한다면 양 어
깨를 바닥에서 한 뼘 정도 들어 올린 상태
에서 같은 동작을 반복하면 됩니다.

복부 마사지

원활한 혈액 순환을 돕고 복부 운동 시 잃어버렸던 균형을 맞춰 주며 피로를 푸는 데 효과적입니다.

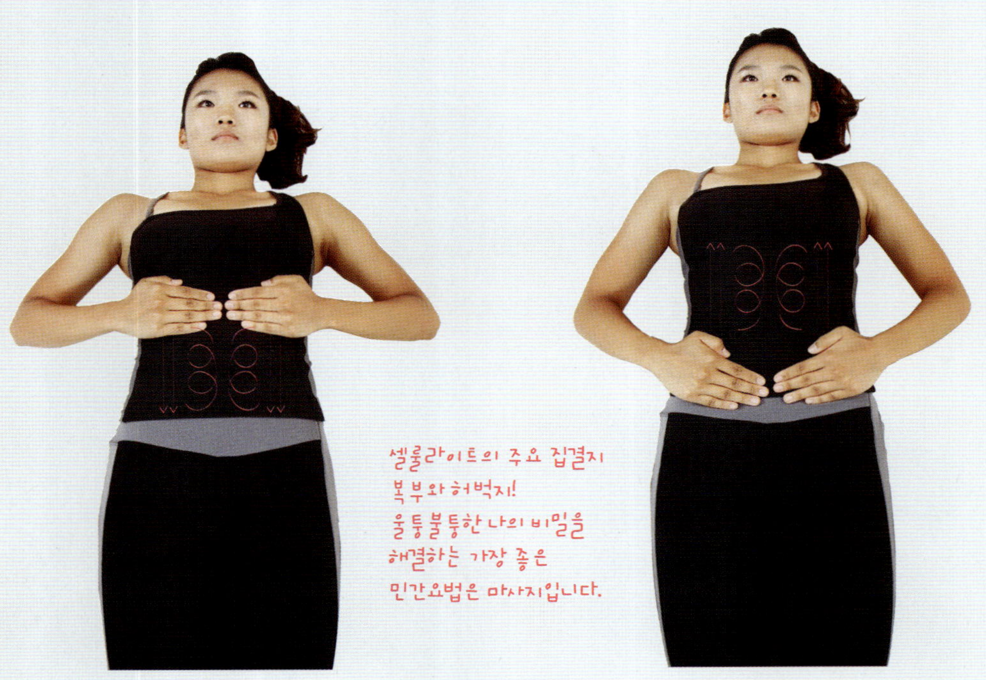

1 등을 바닥에 대고 편안하게 누운 상태에서 숨을 깊게 들이마신 후 내뱉으며 양손으로 배를 위에서 아래로 문질러 줍니다.

2 다시 아래에서 위로 문지른 다음 원을 그리며 좌우로 문질러 줍니다.

---

tip

부분 비만 탈출의 맥을 짚어라!

1. 혈액 순환이 우선이다. 부분 비만인 곳을 집중적으로 움직여 혈액 순환을 유도하라!
2. 단백질 위주의 식사는 기본!
3. 스트레칭을 통해 신체 균형을 잡자! (20초 이상이 적당)
4. 일반적으로 배 → 가슴 → 얼굴 → 팔뚝 → 허벅지 → 종아리 순서로 살이 빠진다는 것을 인지하자.

살들아 물렀거라!
부위별 공략법
하체

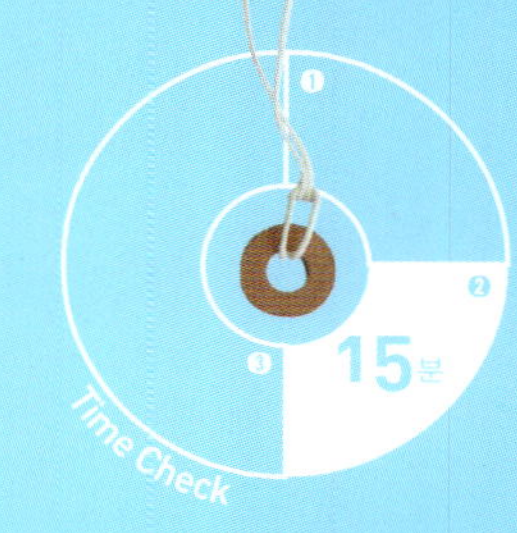

홈 트레이닝을 함에 있어 튜빙밴드와 더불어 가장 좋은 또 하나의 도구인 짐볼을 활용한 운동을 소개합니다. 말랑말랑한 짐볼은 우리와 친숙한 공 형태이기 때문에 덤벨이나 바벨처럼 거부감이 들지 않습니다. 또한 볼의 탄력성은 근육 운동을 실시하며 느껴지는 피로와 부담감을 최소화해 줍니다.

더불어 짐볼 운동은 몸과 볼이 하나가 되어 움직이는 운동이므로 자세 교정에 효과적입니다. 짐볼 운동을 통해 몸의 균형과 유연성을 길러 보세요.

알맞은 짐볼 선택법

짐볼 운동은 몸의 균형성과 유연성을 기르는 데 효과적인 운동으로 짐볼을 어려움 없이 잘 다뤄야 합니다. 그러기 위해서는 자신의 몸과 하나가 될 수 있는 알맞은 짐볼을 선택해야 합니다. 아래 수치를 참고하여 자신의 키와 짐볼의 크기를 맞추는 게 좋습니다.

★ 신장 158cm 이하 → 공 둘레 45cm
★ 신장 159~173cm → 공 둘레 55cm
★ 신장 174~190cm → 공 둘레 65cm

허벅지 뒤쪽 살 빼기

난이도 ★★★☆☆

허벅지 뒤쪽을 슬림하게 하고 단련해 줍니다. 허리가 받는 중력을 양분해 요통 예방에도 꽤 효과적입니다.

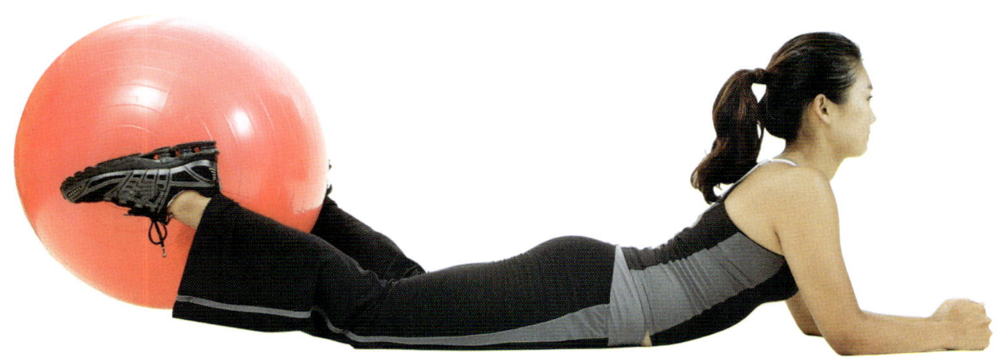

1 바닥에 엎드린 상태에서 두 다리 사이에 짐볼을 고정시키고 안쪽 발목 부위로 공을 조여 줍니다. 다리 사이에 짐볼을 고정시키기 어렵다면 다리 근육이 약하다는 증거! 발 쪽에 더욱 힘을 주고 그것마저 안 된다면 종아리부터 시작한 뒤 점차 적응력을 높여 주세요.

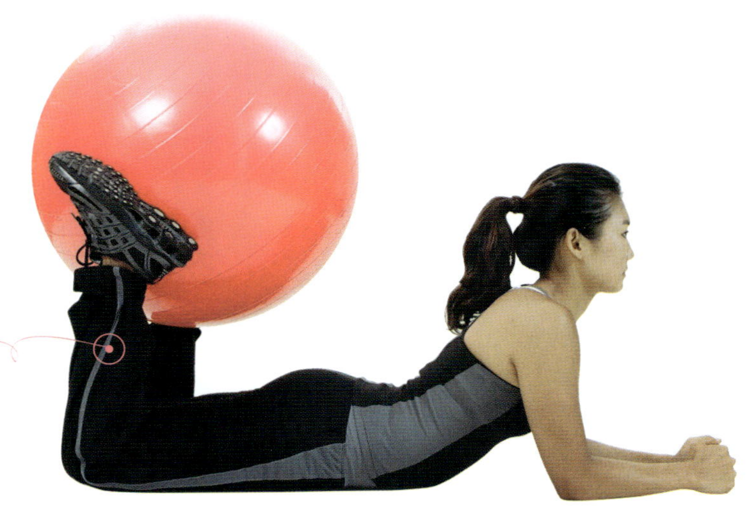

2 시선은 정면을 보고 무릎과 허벅지가 바닥에 닿은 상태로 다리를 구부려 줍니다. 이때 공이 바닥에 닿지 않도록 천천히 들었다 내렸다를 반복합니다.

펄럭이는 허벅지 날개살 빼기 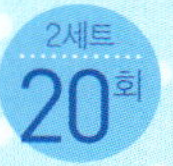

난이도 ★★☆☆☆

허벅지 안쪽 날개살을 없애는 데 매우 효과적입니다. 특히 다른 부위에는 무리를 주지 않는 데다 중심만
잘 잡으면 누구나 쉽게 운동 효과를 볼 수 있다는 장점이 있습니다.

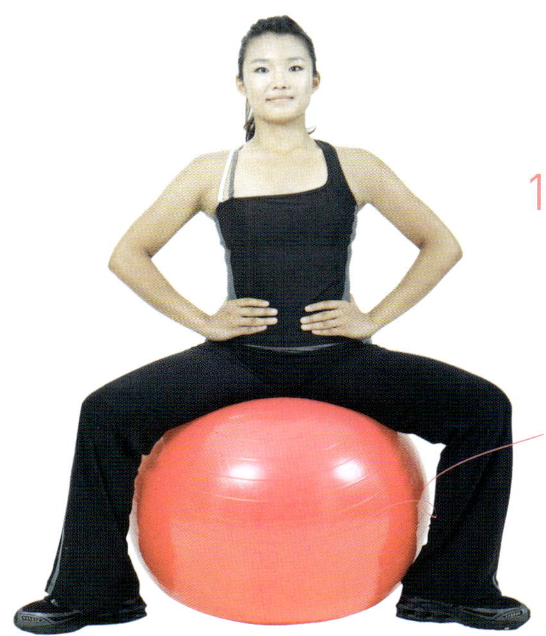

1 짐볼의 중앙 혹은 1/3 지점에 앉아서 다리를 넓게 벌려 안쪽 허벅지로 짐볼을 감쌉니다. 손은 가볍게 허리에 올리고 중심을 잃지 않도록 하며 무릎을 약간 구부립니다.

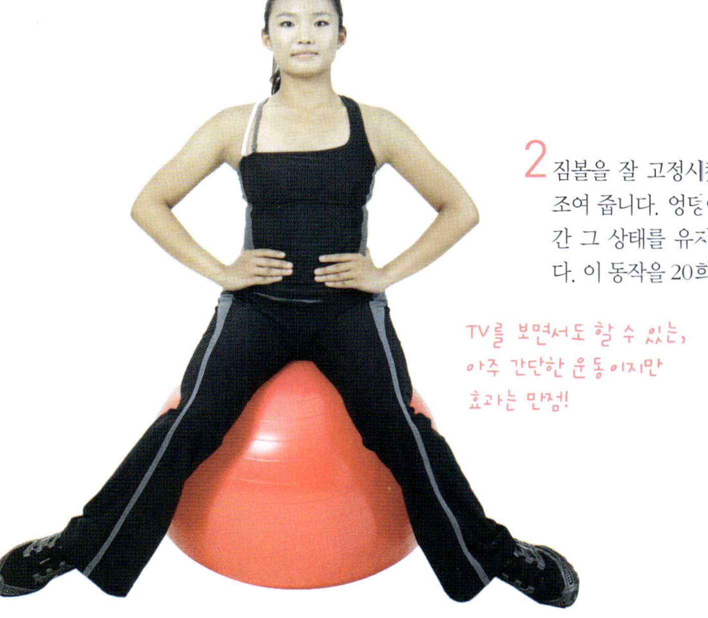

2 짐볼을 잘 고정시켰다면 안쪽 다리에 힘을 주어 공을 꽉 조여 줍니다. 엉덩이까지 힘이 들어간다면 효과 만점! 3초간 그 상태를 유지하다가 천천히 다리의 힘을 풀어 줍니다. 이 동작을 20희씩 2세트 실시합니다.

탄력 있는 허벅지 만들기

2 세트 20회

허벅지에 전체적인 탄력을 줌과 동시에 지방을 분해하는 데 탁월한 효과가 있습니다. 나이가 들면 가장 빨리 약해지는 다리를 강화시켜 몸을 강하게 지탱할 수 있도록 도와줍니다.

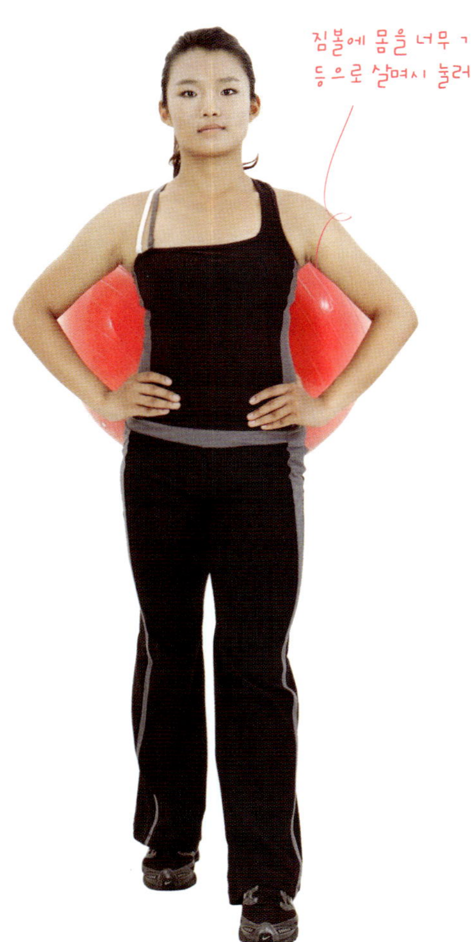

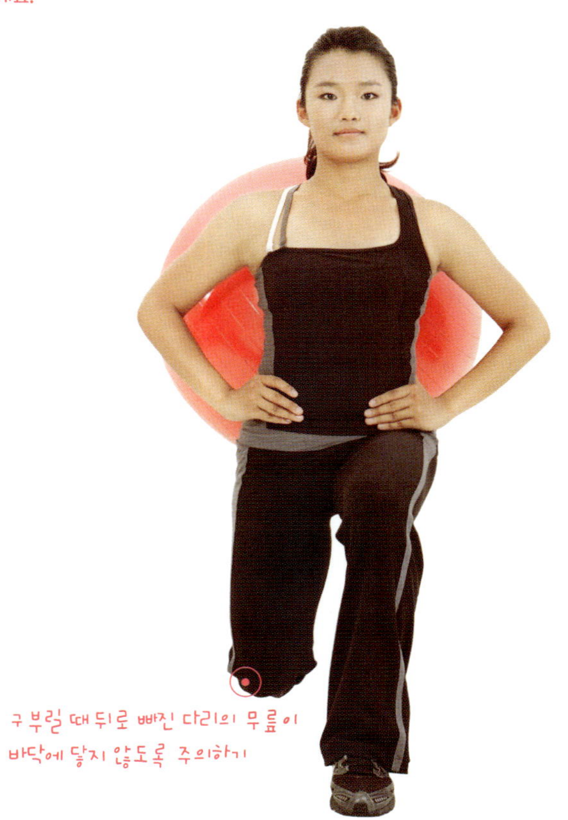

1 양발을 앞뒤로 벌리고 선 상태에서 벽에 짐볼을 대고 등으로 눌러 고정합니다. 몸이 기울지 않도록 하며 양손은 가볍게 허리를 잡습니다.

2 천천히 한쪽 무릎은 바닥 쪽으로 다른 쪽 무릎은 직각 정도까지 굽힙니다. 이때 무릎을 구부리는 속도와 펴는 속도를 비슷하게 하는 것이 중요합니다.

짐볼을 이용한 따라 하기 쉬운 복부 운동 1 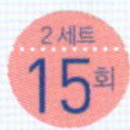 2세트 15회

짐볼의 무게를 감당해야 하기 때문에 조금 어려운 동작입니다. 하지만 그만큼 효과도 좋습니다. 매일 꾸준히 이 운동을 한다면 예쁜 옆구리 라인과 치골 라인을 갖는 건 시간 문제!

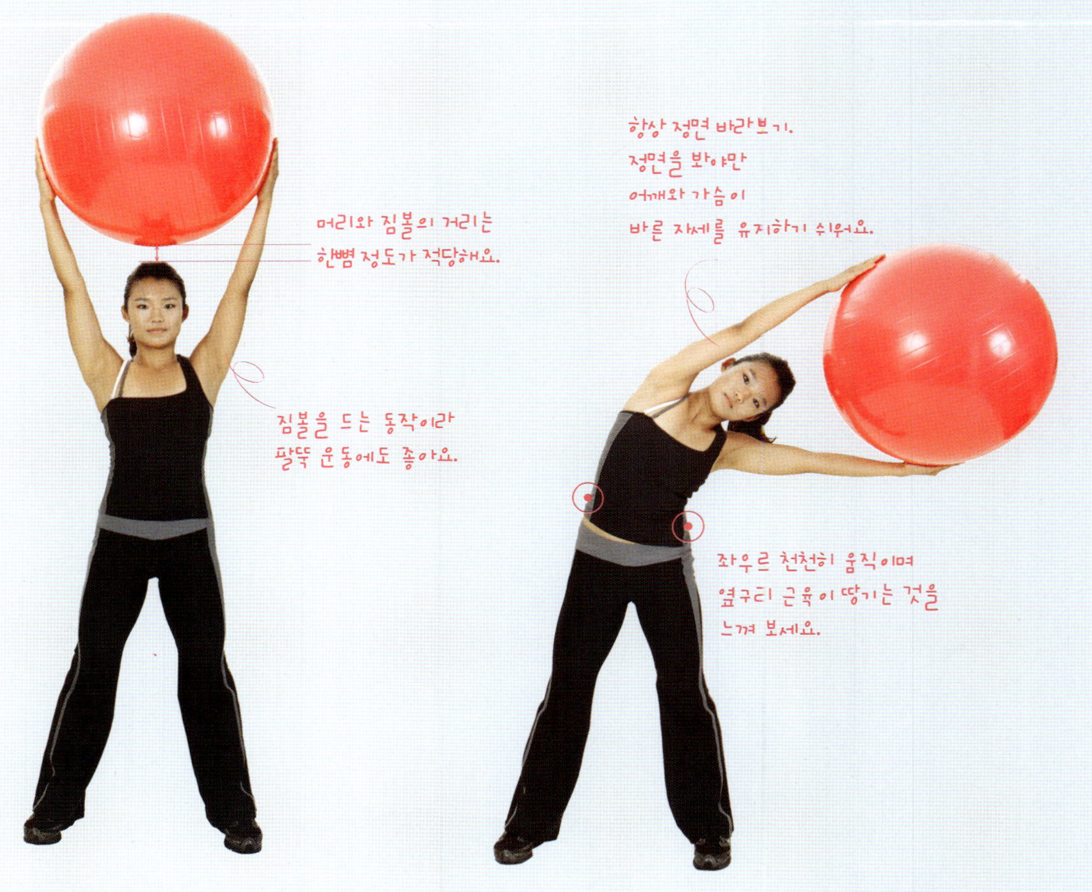

1 양발을 어깨 넓이로 벌리고 선 상태에서 양팔을 하늘 방향으로 뻗고 짐볼이 머리에 닿지 않도록 들어 줍니다.

2 이 상태에서 한쪽 옆구리를 기울여 줍니다. 이때 양팔이 구부러지지 않도록 주의합니다. 반대편도 같은 방법으로 실시합니다.
양쪽 모두

당동

짐볼을 이용한 따라 하기 쉬운 **복부 운동 2** 2세트 15회

허리가 아파서 복부 운동을 하지 못하는 분들에게 좋은 동작으로 윗배 운동에 효과적입니다. 적절히 윗배를 자극시켜 소화를 돕고 장 기능을 향상시켜 줍니다. 공을 고정시켜야 하는 부담이 있기는 하지만 원하는 자세를 보다 쉽게 얻을 수 있습니다.

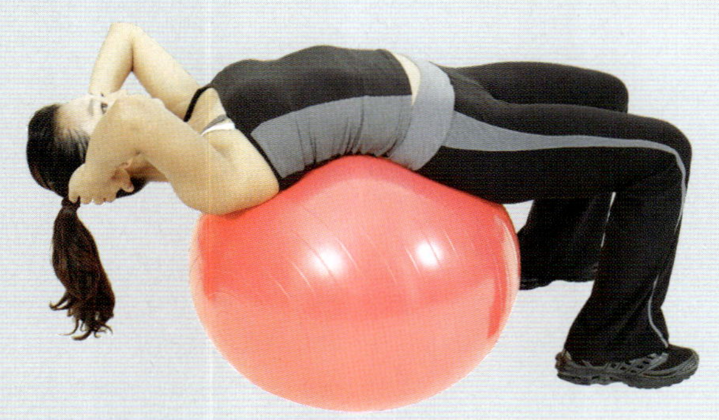

1 양손은 머리를 감싸고 무릎은 직각으로 구부려 등을 공에 밀착시킵니다. 보다 안전한 중심을 잡기 위해 다리를 어깨 넓이보다 약간 더 넓게 벌려 줍니다.

2 어깨를 들어올려 윗배를 약간 말아 주며 양 팔꿈치는 살짝 모아 줍니다. 배꼽 부위에 힘을 주면 운동 효과와 균형을 유지하는 데 도움이 됩니다.

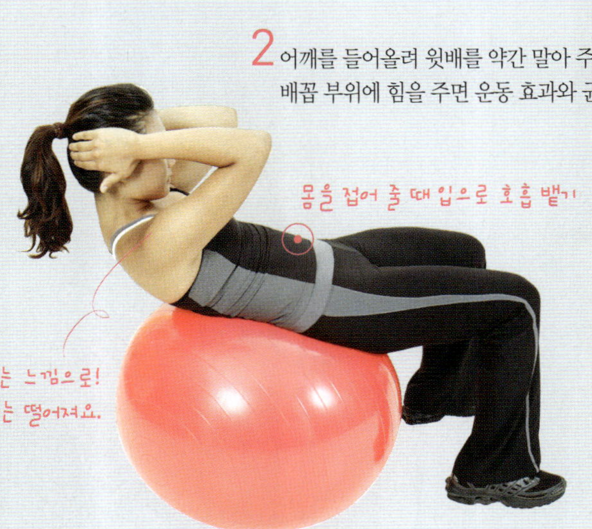

짐볼을 이용한 고난이 복부 운동 2세트 10회

상급자 정도의 전신 근력이 필요하지만 이 동작이 가능한 경우 엄청난 복부 운동 효과가 있습니다. 더불어 허리 운동도 되기 때문에 다양한 효과를 볼 수 있습니다. 단, 중심 잡기가 곤건인데 중심을 잘 잡기 위해 발을 이용하여 짐볼을 고정하는 것이 포인트입니다.

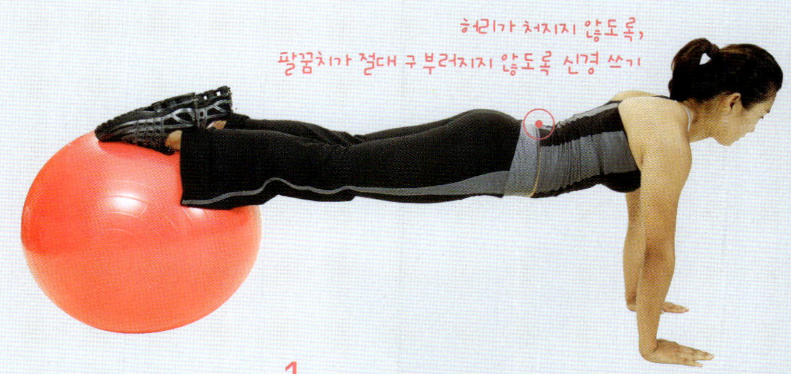

1 양팔을 어깨 넓이로 벌리고 엎드린 상태에서 양발을 짐볼 위에 올립니다. 다소 중심 잡기가 힘든 경우 다리를 벌려 짐볼을 깊이 감쌉니다.

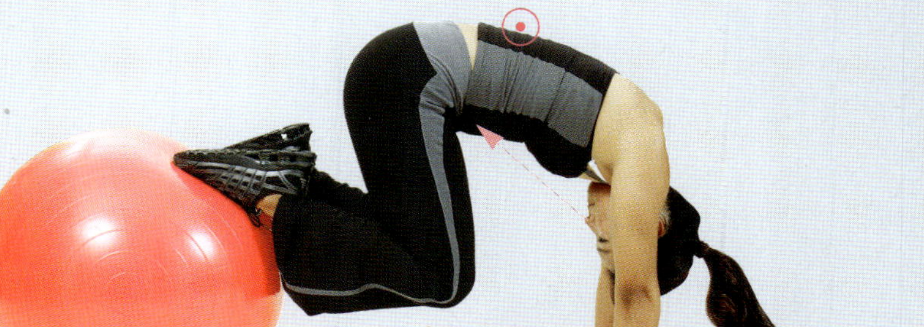

2 중심을 잡았다면 공이 빠지지 않도록 발에 힘을 주며 천천히 공을 잡아 당깁니다. 이때 몸통은 되도록 동그랗게 마는 것이 좋습니다. 이 상태를 잠깐 유지한 뒤 천천히 다리를 뻗어 기본 자세로 돌아갑니다.

강도 ★★☆☆☆

의자를 이용한 다리 운동 2세트 40회

다리에 분포되어 있는 지방을 자극시켜 다리 살이 쉽게 빠지도록 하며, 가끔씩 다리가 퉁퉁 부어오르는 현상을 예방할 수 있습니다.

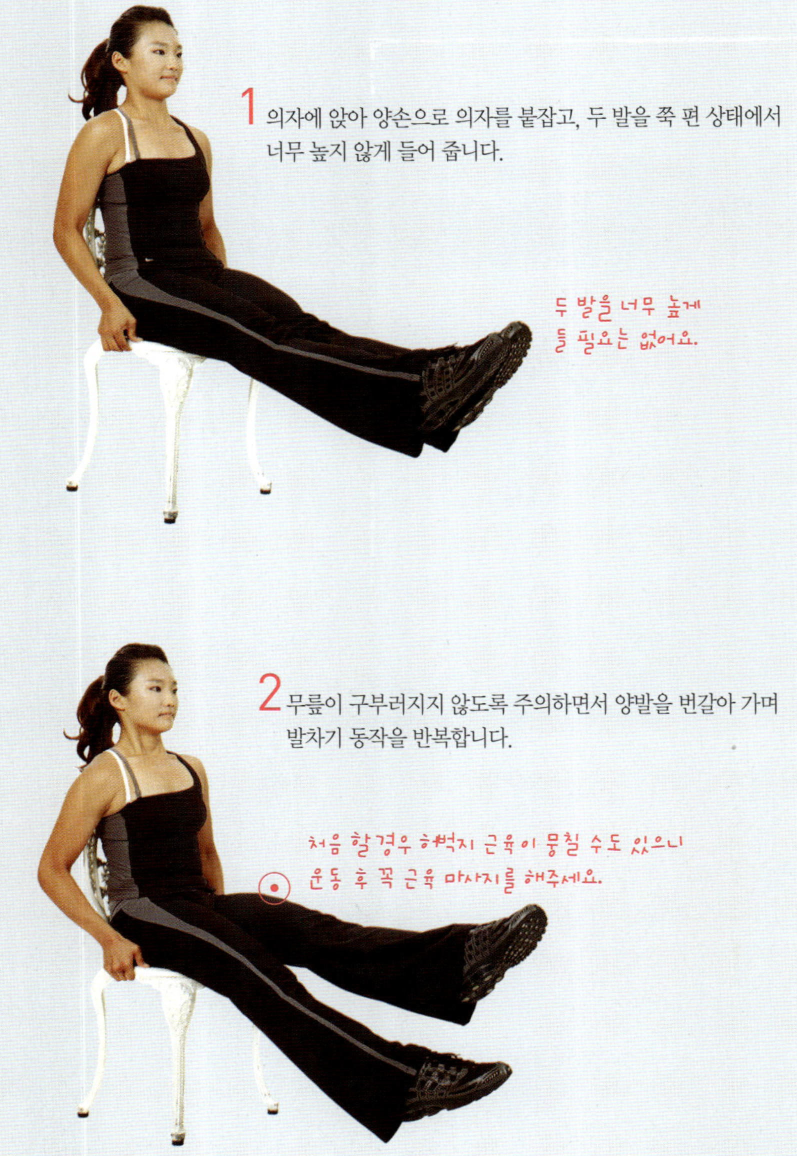

1 의자에 앉아 양손으로 의자를 붙잡고, 두 발을 쭉 편 상태에서 너무 높지 않게 들어 줍니다.

두 발을 너무 높게 들 필요는 없어요.

2 무릎이 구부러지지 않도록 주의하면서 양발을 번갈아 가며 발차기 동작을 반복합니다.

처음 할 경우 허벅지 근육이 뭉칠 수도 있으니 운동 후 꼭 근육 마사지를 해주세요.

종아리 알 빼기 2세트 40회

혈액 순환을 원활하게 하고, 체내의 지방을 연소시킵니다. 간혹 다리가 더 굵어지는 게 아닌가 걱정하는 경우도 있는데, 가벼운 운동과 반복 운동은 근육의 비대를 가져오지 않으니 걱정하지 않아도 됩니다.

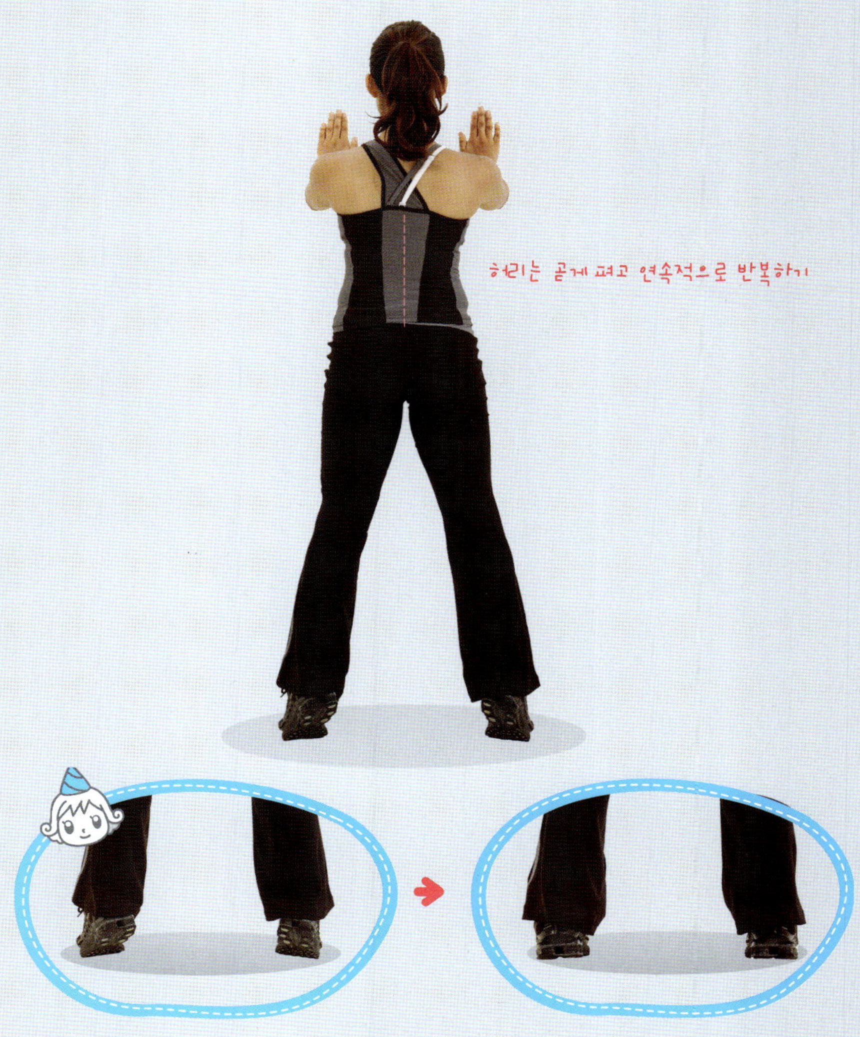

양손을 벽이나 고정된 물체에 대고 몸을 똑바로 펴고 섭니다. 발뒤꿈치를 바닥에 닿지 않도록 하고 올렸다 내렸다를 빠르게 반복합니다. 종아리 근육이 뭉칠 수 있으니 운동 후 마사지도 잊지 마세요.

뭉친 근육을 풀어 주는 다리 마사지

뭉친 다리 근육을 풀어 주고, 자칫 균형을 잃을 수 있는 하체 균형을 잡아 주며, 피로를 푸는 데 효과적입니다.

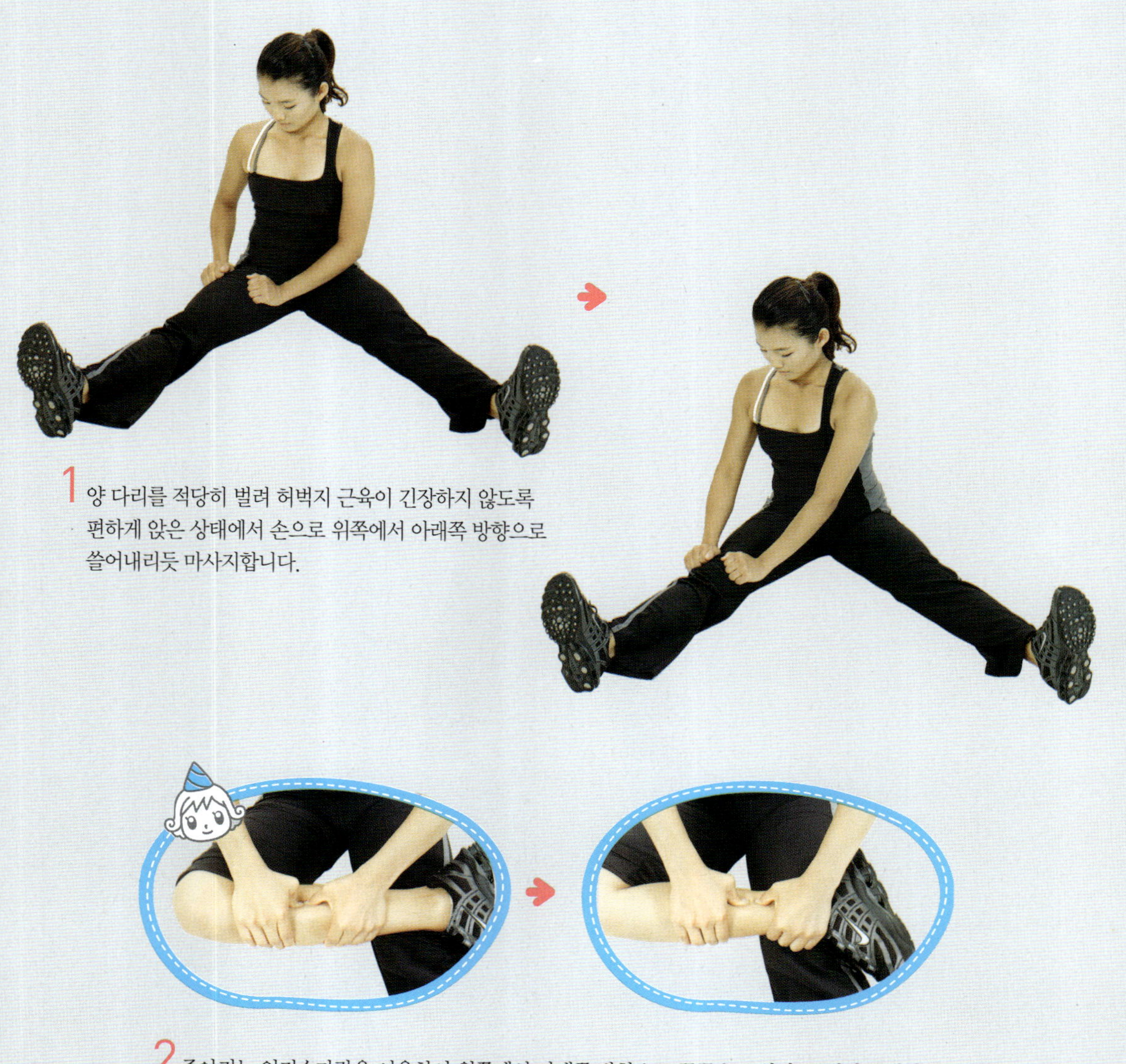

1 양 다리를 적당히 벌려 허벅지 근육이 긴장하지 않도록 편하게 앉은 상태에서 손으로 위쪽에서 아래쪽 방향으로 쓸어내리듯 마사지합니다.

2 종아리는 엄지손가락을 이용하여 위쪽에서 아래쪽 방향으로 꾹꾹 누르면서 문질러 줍니다.

속도의 차이로 운동 효과를 얻는
스페셜 유산소 운동

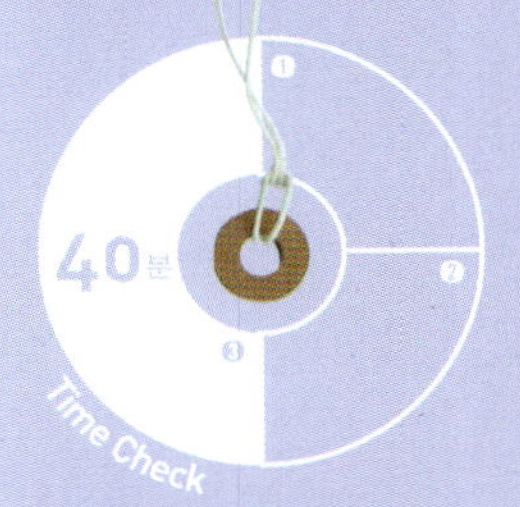

특별히 어려울 건 없습니다. 단지 속도 차이로 체내에 자극을 주는 방법입니다. 이를 통해 심폐 지구력뿐만 아니라 부분 비만으로 인해 헝클어진 몸의 균형을 단계적으로 잡아 갈 수 있습니다. 슬로(slow) 패턴 때에는 발라드와 같은 편안한 음악을 들으며, 패스트(fast) 패턴 때에는 빠른 음악과 함께 한다면 보다 리듬감 있고 지루하지 않게 운동할 수 있습니다. 스페셜 유산소 운동의 기본은 복부에 지속적인 힘을 주어 긴장감을 유지하는 것입니다. 꼭 명심하세요!!

슬로 패턴 익히기

80분 이상

난이도 ★☆☆☆☆

첫 단추를 잘 꿰어야 하듯이, 가장 중요한 단계입니다. 그간 너무나 급해진 심신을 바로잡고 몸에 적절한 자극을 주어 지방 대사 또한 자극합니다. 그동안 잃어버렸던 신체 균형을 맞추는 데 초점을 두는 운동입니다.

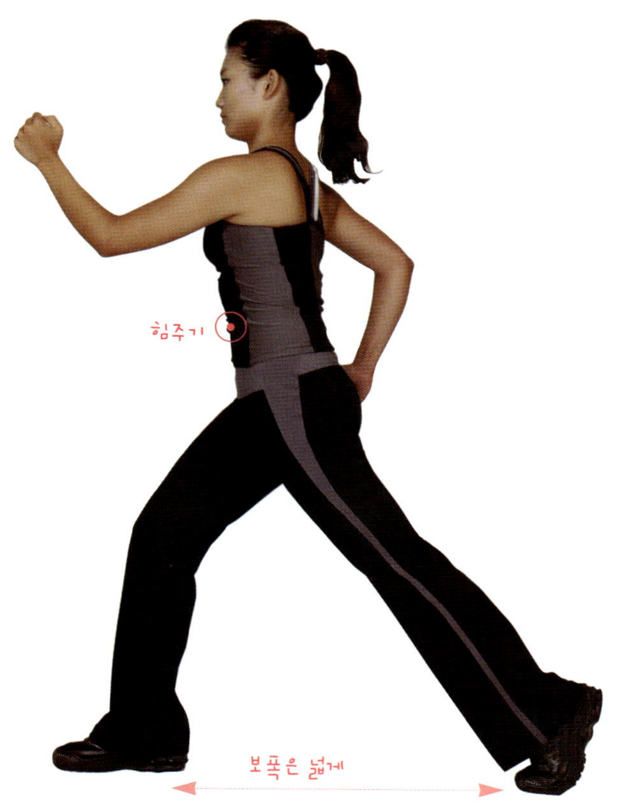

천천히 걷는 것입니다. 단, 하루에 40분 이상 걸어야 합니다. 걸어서 동네 한 바퀴를 돌거나, 러닝머신을 이용할 수도 있습니다. 다만 보폭은 최대한 넓게 하고 천천히 걸어야 합니다.

tip

스페셜 유산소 운동을 8주 동안 한다면 이렇게 구성하세요!

어떠한 운동 자극이 신체에 받아들여지는 데는 최소 1주에서 2주의 시간이 필요로 합니다. 이를 참고하여 운동을 실시하면 좋습니다. 다시 말해, 자신의 컨디션에 맞게 운동 방법을 선택하는 것이 중요합니다.

slow ▶ fast ▶ slow&fast ▶ slow ▶ fast ▶ slow&fast ▶ slow ▶ slow&fast
(1주)　(2주)　(3주)　(4주)　(5주)　(6주)　(7주)　(8주)

패스트 패턴 익히기 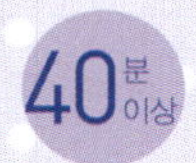 40분이상

난이도 ★★☆☆☆

강한 심폐 지구력을 길러 주며 지방 대사를 원활하게 해 지방이 빠르게 에너지화되도록 돕습니다. 비록 걷기 운동보다 힘들지만 단단한 각오로 임하면 절대 불가능하지 않습니다.

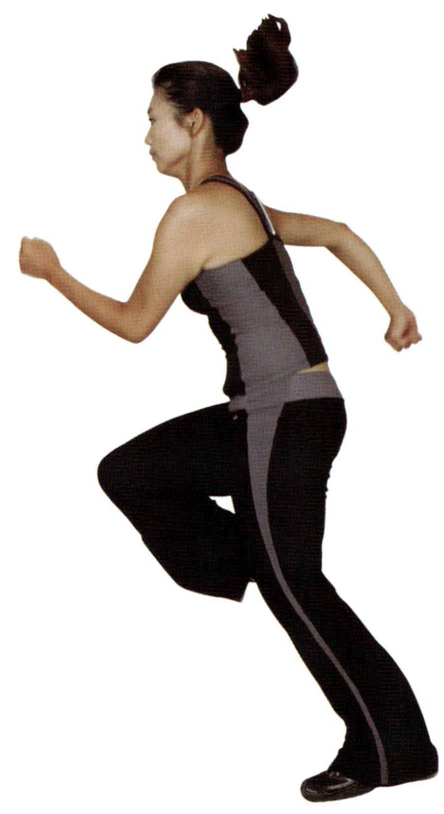

무작정 뛰는 것이 아닙니다. 하지만 조깅 속도보다는 조금 빠른 것이 좋습니다. 역시 복부의 긴장감을 갖고 실시하며, 40분간 계속 뛰기가 힘들 때에는 걷지 말고 뛰는 속도를 조금 줄이는 것이 포인트입니다. 이 경우 보다 빠르고 역동적인 움직임을 필요로 합니다.

tip

직장인들의 최대 적은 회식 자리의 술! 어떻게 대처할 것인가?

다이어트의 정상을 밟기 위해 꼭 넘어야 할 산인 알코올. 그렇다고 사회생활 하면서 회식 자리에 빠질 수도 없고 어떻게 하면 좋을까요? "피할 수 없다면 즐겨라"가 정답입니다. 대신 어쩔 수 없이 술을 마셔야 하는 상황에서는 이렇게 대처하세요.

1. 되도록 폭탄주보다는 정상적인 술을 마셔 주는 센스~
2. 안주로 꼭 살코기 혹은 소량의 과일을 선택하는 센스~
   술보다는 안주가 다이어트의 적! 안주 하나를 먹더라도 항상 다이어트 생각을 잊지 마세요.
3. 물과 함께 술자리를!
   물을 자주 마시면 일찍 포만감을 느낍니다. 이것 또한 작은 센스!

슬로 패턴과 패스트 패턴 합치기

걷기 2분
뛰기 3분
8세트

난이도 ★★☆☆☆

복부에 더욱 강한 긴장을 줍니다. 몸의 변화가 시작되는 것을 직접 느낄 수 있습니다.

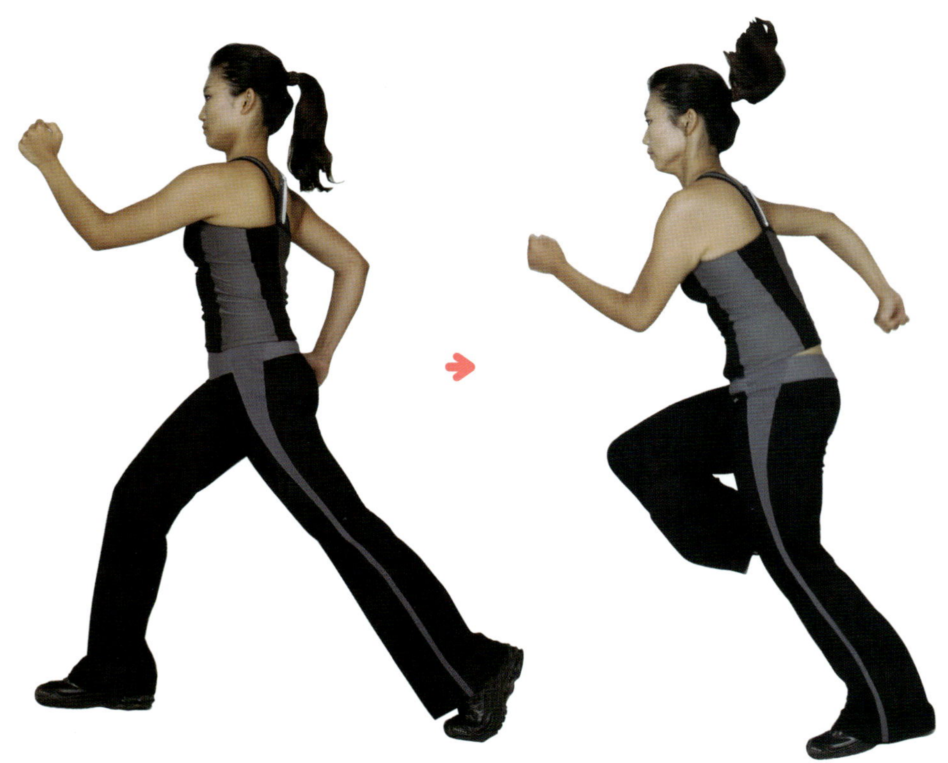

걷기 동작 2분, 뛰는 동작 3분 총 5분을 한 세트로 8번 반복합니다. 복부에 더욱 강한 긴장을 유지해 주세요.

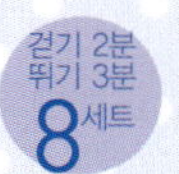

파워워킹은 이렇게

슬 로 : 보폭을 넓게 하는 것이 파워워킹의 포인트라 할 수 있는데, 이때 팔의 움직임이 중요합니다. 팔을 직각으로 구부려 앞뒤로 움직이고, 팔을 뒤로 뺄 때도 의식적으로 직각을 유지하도록 노력합니다.

패스트 : 패스트 패턴 시 속도가 매우 중요합니다. 전력 질주가 10이라면 패스트 속도는 6이라고 할 수 있습니다. 조깅보다 약간 빠른 걸음으로 패스트 패턴의 속도를 설정하는 것이 좋습니다. 다리 동작에 신경을 쓰며 무릎을 들어 준다는 생각으로 운동합니다. 또한 발바닥의 뒤꿈치가 먼저 지면에 닿을 수 있도록 주의하세요.

Teddy가 찍어 주는 족집게 과외
운동 이렇게 하라

운동은 인생을 풍요롭게 살찌우기 위한 양분이며 건강한 삶을 사는 데 필수불가결한 요소이다. 하지만 득이 되는 운동도 제대로 알고 해야 해가 되지 않는 법이다. 그렇다면 어떻게 운동해야 득이 될까?

첫째, 적절히 운동 부위를 정하라.

온몸에 열을 낸 후 근력 운동을 먼저 하고, 유산소 운동을 나중에 하는 것이 올바른 운동 순서다. 근력 운동을 할 때에는 허벅지, 등, 가슴 근육과 같은 큰 근육을 중점적으로 강화해 신체 근력과 중심성을 갖는 것이 중요하다. 또한 이러한 부위의 운동은 기초 대사량을 유지하는 데 큰 도움을 준다.

근력 운동은 미는 운동과 당기는 운동으로 나눌 수 있는데, 미는 운동은 가슴, 어깨, 팔뚝에 운동이 되며, 당기는 운동은 등과 팔의 알통, 허리 운동으로 나눌 수 있는데 전체적으로 당기는 운동과 미는 운동을 적절히 혼합해 나가는 것이 중요하다.

둘째, 알맞은 운동 순서를 짜야 한다.

흔히 피트니스 클럽을 가자마자 러닝머신에 매달리는 사람이 많은데, 이런 방법은 적절치 않다. 다음 순서를 따르자.

① 스트레칭을 통해 근육을 이완, 수축시키며 몸에 신호를 전달한다.

② 20분 이하의 줄넘기나 걷기 동작의 가벼운 유산소 운동으로 심박 수를 높이고 몸에 열을 내어 부상을 방지한다.

③ 자신에게 맞는 무산소 트레이닝을 실시하고, 적절한 휴식과 짬짬이 해당 부위의 스트레칭이 필요하다.

④ 이렇게 본 운동을 끝내고 유산소 운동을 통해 본격적인 지방 연소를 꾀한다. 지방 연소율은 저강도 운동을 할 때 높아지므로 평상시 걸음보다 약간 빠른 속보로 40분 이상 걷기를 실시하는 것이 효율적이다.

셋째, 올바른 자세로 운동해야 한다.

부정확한 자세는 부상을 가져올 수 있으며, 특히 특정 부위 운동 시 해당 근육이 별다른 자극을 받지 못해 효과를 보지 못한다. 특히 운동은 습관이므로 처음 동작을 배울 때부터 횟수나 시간보다는 정확한 자세를 몸에 익히는 데 중점을 두어야 한다.

넷째, 운동의 밀도를 높여라.

운동 효과는 시간에 비례하지 않는다. 이는 책상 앞에 앉아 있는 시간과 성적이 비례하지 않는 것과 마찬가지다. 운동이든 공부든 집중이 중요하다. 1시간을 집중해서 운동하는 것이 주위 사람들과 수다를 즐기며 3~4시간 운동하는 것보다 더 효율적일 것이다. 장시간의 운동보다는 짧더라·도 밀도 있는 운동이 더 효과적이다.

마지막으로, 성실한 운동 습관이다.

탄탄한 근육과 멋진 몸매는 많은 시간과 노력을 투자해야 얻을 수 있는 땀의 결과물이다. 하지만 잠시 긴장의 끈을 늦춘다면 애써 가꾼 S라인 몸매가 H라인이 되는 것은 한순간이다. 건강하고 생기 있는 삶을 살기 위해서는 항상 초심을 잃지 않는 꾸준한 자기 관리가 필요한 법이다.

IV

Break Your Mind

diet friendship

체중 감량, 누구나 아무렇게나 하는 게 아니다

여성과 다이어트는 불가분의 관계라는 말에 대해 여러분은 공감하십니까!

지금 우리 사회의 최대 화두는 다이어트라고 해도 과언이 아닐 만큼 온 국민이 다이어트 열풍에 휩싸여 있다. 물론 또 다른 화두인 웰빙을 위해서는 각종 성인병을 유발하는 비만을 방지하는 것이 필요하고, 비만을 방지하기 위해서는 다이어트가 필요하다. 하지만 건강상의 이유로 절실히 다이어트가 필요한 사람들뿐만 아니라, 극히 정상적이고 표준 체형을 갖고 있는 사람들도 뚱뚱하다는 강박관념에 사로잡혀 원푸드 다이어트, 무작정 굶기 등 온갖 다이어트 방법과 씨름하며 무조건적인 체중 감량에 열을 올리고 있다. 그러나 이러한 무리한 다이어트는 신체 불균형을 초래해 오히려 건강을 해치는 경우가 많다.

나는 열혈 운동 마니아! 나는 곧 S라인이 될 거라네~

열혈 운동 마니아로 건강과 다이어트를 위해 열심히 운동하고 있다고 자부하지만, 잘못된 운동 방법으로 건강을 해칠 뻔했던 두 여성의 사례를 소개하고자 한다.

김미선씨와 이현지씨는 단짝 친구로, 고등학교 시절 공부와 씨름하느라 건강에 신경 쓸 여유가 없어 방치한 살들이 몸 여기저기에 쌓여 있었다. 여자라면 누구나 그렇듯이 날씬한 몸매를 갖기 원했던 그녀들은 열심히 운동을 하기로 결심했다. 이후 하루 4시간가량에 걸쳐 꾸준히 운동을 했으며 그 결과 정상 범위의 체중에 도달했다. 그러나 지금도 반드시 하루 3~4시간 운동을 해야만 날씬한 몸매와 건강을 지킬 수 있다는 확신을 갖고 '열운 모드(열심히 운동하는)'에 빠져 있다.

나는 열혈 운동 마니아! 하지만 나는 골병들었네~

하지만 그녀들의 운동 방법을 살펴본 나는 그녀들에게 무조건 박수와 갈채를 보내 줄 수 없었다. 스스로는 열심히 운동한다고 생각하겠지만, 신체 균형을 고려하지 않고 강박감으로 인한 습관적인 운동이 오랫동안 그녀들의 건강을 조금씩 해치고 있었던 것이다. 물론 운동을 습관화한다면 건강한 삶을 유지하는 데 아주 좋은 해법이 될 것이다. 그러나 그녀들의 뇌가 아닌 몸은 이미 그 시간들이 고통의 시간이 되어 가고 있었다. "저 사람들 분명 저러다 쓰러질 날이 올 것"이라는 생각이 나의 뇌리를 스쳤다. 나는 그녀들에게 찾아가 강박관념에 대해, 그리고 올바른 운동법에 대해 자세히 설명해 주었고 그 시간 이후부터 그녀들과 나의 새로운 diet friendship이 만들어졌다.

나만의 다이어트 스타일을 찾자!

유행하는 다이어트에 항상 신경이 쓰이고, 연예인들의 다이어트 방법에 관심이 많으신가요? 만일 그런 독자 분이 계시다면 지금부터 김미선씨와 이현지씨의 8주간 행보를 통해 다이어트의 의미를 되새기고 재기의 계기를 마련하기 바란다. 당신만의 다이어트 스타일! 그것만이 당신의 다이어트 성공 전략이 될 것이다.

48kg은 포기할 수 없는 나의 로망~
몸무게 집착형 김미선씨

김미선씨는 키 168cm, 몸무게 60kg으로 골격이 크며, 운동으로 다져진 근육량 또한 많은 체형이었다. 하지만 그녀는 48kg의 몸무게를 이상적으로 생각하고 이를 목표로 삼고 있었다. 다이어트를 하는 사람이라면 누구나 자신의 이상적인 몸무게를 설정하고 이 목표를 이루기 위해 노력하는 경우가 많다. 하지만 보다 앞서가는 다이어터가 되기 위해선 몸무게보다는 체지방의 비율에 더 집중하라고 권하고 싶다. 몸무게는 자신의 근육량과 뼈의 밀도 차이에 따라서 얼마든지 변화가 있을 수 있기 때문이다. 하지만 미선씨에게는 이러한 생각이 잘 먹혀들지 않았다. 왕고집 미선씨! 운동도 꾸준히 해 왔고, 나름대로 다이어트 지식도 풍부한 미선씨는 이러한 나의 권유를 오히려 '악마의 손길'로 생각하기도 했다.

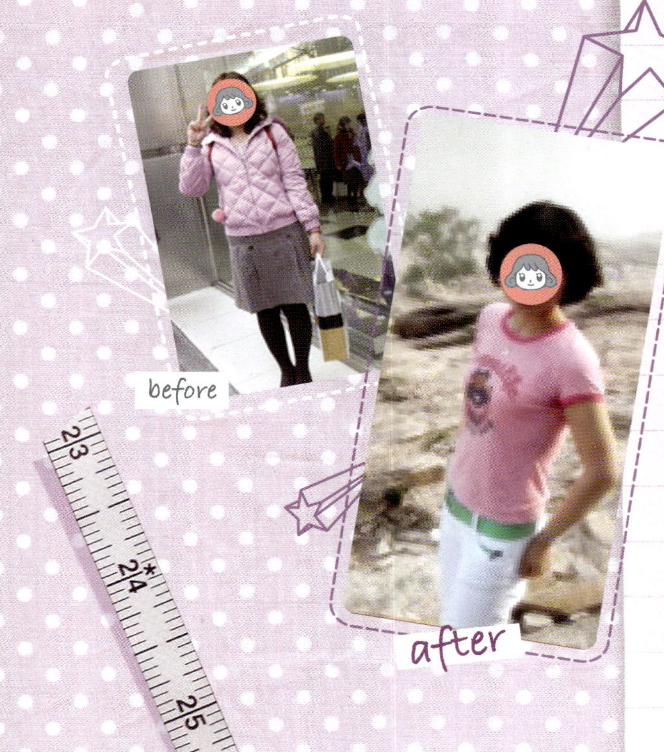

before

after

바꿔, 바꿔, **생각을 바꿔~!**

건강한 몸과 아름다운 몸매를 동시에 가꾸기 위한 첫 번째 작전에 들어갔다. 우선 미선씨에게 몸무게 48kg이라는 수치에 대한 환상을 버릴 것과 장시간에 걸쳐 실시하던 운동을 그만두도록 했다. 그녀는 피트니스 클럽에 가면 자신도 모르게 남들과 경쟁하게 되고 비교하게 되어 운동을 더 많이 해야 한다는 강박관념에 시달린다고 하였다. 이러한 운동 강박증을 떨쳐버리는 것이 첫 번째 숙제였다! 나는 미선씨의 신체적 능력을 하나하나 검사해 가며 충분한 상담을 통하여 올바른 건강의 척도를 정하였다.

미선씨의 신체 변화

항목	Before	After	변화량
신장	168cm	168cm	
체중	60.7kg	57.9kg	-2.8kg
근육량	43.7kg	44.5kg	+0.8kg
체지방량	13.9kg	11.8kg	-2.1kg
체지방률	22.90%	18.70%	-4.20%
복부지방률	0.79%	0.74%	-0.05%

부담 없는 **운동으로** go, go~

이어 두 번째 단계는 그녀에게 맞는 부담 없는 운동 찾기! 미선씨에게 피트니스 클럽의 출입을 자제시키며 그동안 혹사해 왔던 신체를 보호하고 보다 안전한 다이어트 운동 방법을 찾으려 하였다.

오랜 운동 시간이 얼마나 신체에 무리를 주었는지 충분히 이해하였기 때문에 짧은 시간 보다 효율적인 운동법을 찾아 실시하였다. 역시 전형적인 비만의 예에서 실시하였던 순환 운동을 출근 전 한 번, 퇴근 후 한 번씩 매일 실시했다. 또한 취침 전 30분씩은 그동안 과도한 운동으로 인해 되레 상실해 버린 유연성을 회복하기 위한 스트레칭을 실시해 나갔다.

운동 시간을 하루 평균 3~4시간에서 1시간 이내로 줄였으며, 남은 시간을 활용해 그동안 운동 위주의 생활을 하느라 즐기지 못했던 다른 취미 활동을 갖도록 유도함으로써 하루하루를 보다 의미 있는 시간들로 채워 나갔다. 주말에는 반드시 등산을 하도록 했는데, 등산은 생각을 전환하고 스스로를 되돌아볼 수 있도록 하는 데 큰 도움을 주었다.

처음에는 나 또한 반신반의하였다. 그동안의 운동으로 충분히 다이어트가 된 상태인데 지금보다 적은 운동량으로 어떻게 더 체지방량을 줄일 수 있을지…. 하지만 결과는 대반전! 운동량은 줄어들었지만 훨씬 더 효율성이 있었다. 더불어 막막했던 다이어트의 강박감과 스트레스를 떨쳐 버릴 수 있었던 것이 계기가 된 것일까? 그녀는 마법에 걸린 듯 완벽한 몸매의 소유자로 변신해 나갔다.

식단에 **정성**을 넣어라!

그동안 미선씨는 퇴근 후의 시간을 운동하는 데 소요했기 때문에 다른 취미 활동을 하고 싶어도 엄두를 내지 못했었다. 하지만 운동 시간을 줄이니 시간적 여유뿐 아니라 마음의 여유까지 생겨 다른 취미 활동에 눈을 돌리게 되었다. 특히 예전부터 배우고 싶어하던 요리를 배우면서 자신의 효율적인 다이어트를 위해 직접 식단을 짜고 요리를 만드는 등 영양 섭취를 꼼꼼히 체크해 나갔다.

되도록 지방화가 쉬운 나트륨 성분은 최소한으로 줄이고, 채소와 해조류 등을 충분히 섭취함으로써 포만감을 갖게 했으며, 닭가슴살과 흰살 생선으로 적절히 단백질을 보충했다.

김미선씨가 직접 만든 식단 일지 하루 총 1,037kcal

아침
233kcal — 피망밥 또는 영양잡곡밥 1공기, 두부 80g, 포도씨유 참치, 달걀 2개, 채소 주스
100kcal · 31kcal · 30kcal · 32kcal · 40kcal

간식
130kcal — 블랙커피, 프룬 3개, 현미 건빵, 비타민 2정
10kcal · 60 kcal · 60kcal

점심
377kcal — 옥수수팥밥 한 주걱, 쇠고기국, 닭매운찜 2조각,
50kcal · 78kcal · 90kcal
마늘쫑, 포기김치(작은 접시), 식혜 100ml
34kcal · 25kcal · 100kcal

저녁
297kcal — 곤약국수(실곤약, 고추장, 홍삼식초, 오이1개, 열무김치), 유산균 음료
227kcal · 70kcal

신체의 변화는 곧바로 생각의 변화라는 긍정적인 요소로 작용했다. 한때 미선씨는 월경 기간에도 운동을 할 정도로 다이어트에 대한 강박관념을 가지고 있었다. 심지어 3~4시간을 운동하고 나서도 왠지 성에 차지 않아 땀복을 입고 찜질방 안에 들어가 억지로 땀을 빼기도 했다. 이런 그녀에게 올바른 건강 상식을 갖게 하기란 쉽지 않은 일이었다. 나는 그녀의 마음을 움직이기 위해 수십 차례에 걸쳐 끈질기게 설득을 했으며, 때론 우울해진 그녀를 위해 기꺼이 '기쁨조'가 되기도 했다. 하지만 그러한 나의 노력이 절대 후회스럽지 않을 만큼 효과가 있었다.

나는 현재의 그녀가 건강 미인이라고 확신한다. 그녀는 다이어트 스트레스를 벗어버리고 한동안 느끼지 못했던 자신의 변화를 느끼며 확실한 자신만의 다이어트 공식을 구축하는 데 성공했다. 지금도 그녀는 직접 자신의 식사를 준비하고 적절한 운동량을 체크해 가며 하루도 빠짐없이 다이어트 일지를 쓰고 있다.

물론 소 잃고 외양간을 고친 격이 될 수도 있지만 그녀를 보면 늦었다고 생각하는 순간이 가장 빠른 시작이 될 수도 있는 것 같다. 유행 다이어트를 찾고 남들과 자신을 비교하는 것은 억지 아닌 억지이다. 자신의 체형을 누구보다 잘 알고 있는 것은 자신이므로, 여러분도 스스로 당신만의 스타일리스트가 되어 보길 바란다.

현재 자신의 인생 속에서 Change의 g를 c로 바꿔 Chance로 만든 미선씨는 최고의 건강 전도사가 되어 가고 있다.

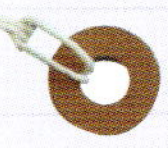

다이어트
성공 전략 포인트!

1. 지방을 빼기 위해서는 일정량의 유산소 운동이 필요하다. 이때 너무 유산소 운동에 비중을 두면 근육이 소실되기 쉽다. 최대한 근력 운동을 병행하라.
2. 나에게 붙어 있는 근육은 탱탱한 탄력뿐 아니라 요요 현상을 방지해 준다. 명심, 또 명심하자!
3. 땀을 많이 흘리는 것이 절대 살 빠지는 신호가 아니다. 단순히 수분이 배출되는 것!
4. 운동 전 몸무게와 운동 후 몸무게에 너무 집착하지 말고 주 단위 몸무게 변화에 신경 쓰라!
5. 몸무게 변화표를 만들고 눈에 띄는 곳에 두어 긴장의 나사를 항상 조일 것!

내가 무슨 운동 중독이에요?
운동 중독형 이현지씨

무엇이든 과함은 모자람만 못하다는 말이 있다. 운동 중독에 빠질 경우 금단 증상은 물론 불안감과 죄책감을 느끼기도 할 정도로 정신적 피해가 크다. 또한 희열감을 느끼기 위해 지칠 때까지 운동을 하는 바람에 통증이 발생하거나 질환이 생겼음에도 불구하고 계속 운동량을 늘려 나간다. 가장 무서운 것은 자신이 정작 운동 중독이라는 사실을 받아들이기가 상당히 어렵다.

현지씨 역시 자신이 운동 중독이라는 생각을 단 한 번도 한 적이 없다고 한다. 그녀는 꼬박꼬박 하루 4시간씩 운동을 해왔다. 현지씨는 말 그대로 태릉선수촌의 선수처럼 비가 오나 눈이 오나, 어떤 경우에도 운동은 빠트리지 않았다. "몸이 아프지는 않느냐?"는 나의 질문에 그녀는 "가끔 몸이 아파 요즘은 어쩔 수 없이 1~2주 정도 운동을 쉬기도 해요"라고 대답했다. 이어 그녀는 "쉬면서도 행여 살이 찌지 않을까 너무 불안해요"라고 말했다. 어느 정도 예상은 했지만 그녀가 운동 중독임을 느낄 수 있는 대목이었다. 그녀에게 당장 필요한 것은 운동을 완전히 줄이고 손상된 건강을 회복하는 것이었다.

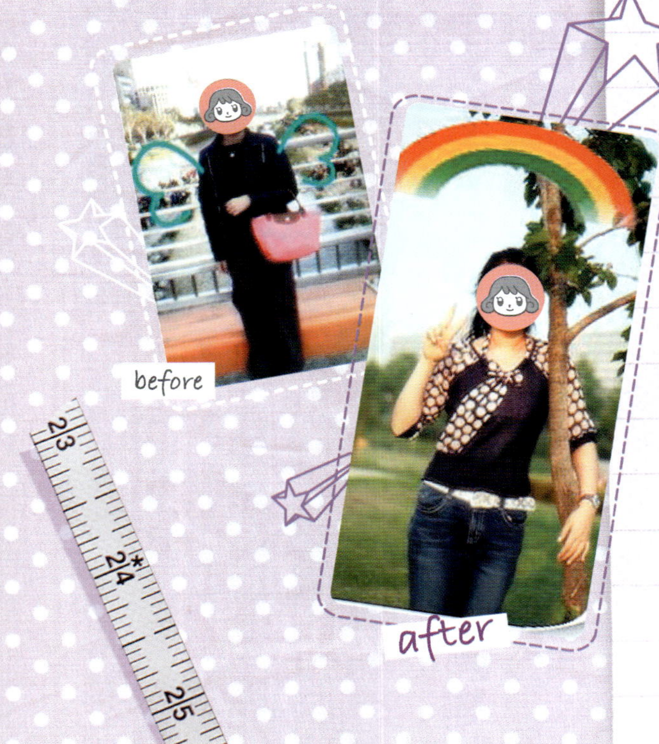

지나치면 부족함만 못하느니

우선 그녀에게 당장 운동을 쉬도록 했다. 대신 피트니스 클럽이 아니라 나의 사무실에 와서 하루에 한 시간씩 일상적인 대화를 하며 스트레스를 풀고 더불어 운동 상식에 대한 의견을 나누었다. 이 과정에게 자연스럽게 운동 중독에 대한 얘기가 나왔고, 마침 방송으로 나온 운동 중독에 관한 내용을 모니터링해 가며 현지씨에게 운동 중독이었음을 인식시켜 주었다.

현지씨 또한 그동안 자신을 바꾸려 수없이 노력해 왔지만 스스로의 힘만으로는 벅찼음을 토로했다. 운동을 평생 아예 하지 않을 수는 없는 법. 이후 일주일가량의 시간이 지나고 다시 시작하는 마음으로 우리는 운동 계획을 세웠다. 이때 운동을 함에 있어 ==강도를 최대한 낮추고 유연성 운동을 주로 하며 하루 1시간 이상 운동을 하지 않기로== 굳게 약속했다.

현지씨의 신체 변화

항목	Before	After	변화량
신장	160cm	160cm	
체중	58.50kg		
근육량	39.40kg	53.20kg	-5.30kg
체지방량	15.6kg	39.10kg	-0.3kg
체지방률	27.2%	10.6kg	-5.0kg
복부지방률	0.82%	22.4%	-4.8%
		0.77%	-0.05%

주위의 소품을 이용한 부담 없는 운동을 찾아라!

현지씨는 이제 더 이상 피트니스 클럽에 가지 않는다. 그곳에서의 악순환을 되풀이하고 싶지 않아서이다. 대신 주위의 소품을 이용하여 가볍게 운동하면서 부담 요소를 최소화하려 노력하였다. 현지씨의 경우 극심한 운동을 통해 10kg 정도를 감량한 상태였지만 올바르고 효과적인 다이어트가 필요한 상황이었다.

우리는 몸에 부담을 주지 않으면서 운동 효과를 볼 수 있는 도구로 페트병을 선택했다. 페트병을 이용한 근력 운동으로 탱탱한 근육을 갖도록 노력하였으며, 페트병을 이용한 파워워킹을 통해 하루에 알맞은 운동량을 조금씩 채워 나갔다. 하지만 간과해선 안 될 것이 유연성 운동이다. 이는 현지씨가 근육 피로와 연골의 손상도가 조금씩 있었기에 이를 회복하기 위함이었다.

---

tip

필수 점검 사항

1. 다이어트를 하더라도 근육량은 되도록 유지시키기 위해 노력한다. 근육량은 기초 대사량과 비례하고 기초 대사량은 음식 저장 창고 역할을 한다.
2. 체지방률은 여성의 경우 약 25% 정도가 정상 수치이다.
3. 복부 지방률의 경우 0.79 이하가 되어야 정상 범주 안에 들 수 있다.

운동 중독을 피하지 말고 현명히 대처하라

현지씨의 경우처럼 운동의 노예가 되었다면 반드시 정신적인 치유도 병행하라고 권유하고 싶다. 정신적인 문제를 간과하면 자칫 위험한 일이 닥치게 하는 시발점이 될 수 있다. 무심코 지나간 흔적에 상상치도 못할 위험 요소가 자리 잡고 있는 것이다. 꼭 운동장을 뛰고 피트니스 시설에서 운동을 하는 것만이 운동을 하는 것은 아니다.

현지씨의 경우 주 5일 정도 가벼운 운동을 실시하면서 동시에 엘리베이터 대신 계단 이용하기, 지하철 안에서는 앉기보다 앞 칸에서 뒤 칸까지 걷기, 가까운 거리는 걷기 등을 통하여 운동 부족을 일상에서 해소하고 운동 효과도 늘려 나갔다.

이렇듯 조금만 신경 쓰면 일상에서 운동 효과를 얻을 수 있는 다양한 활동이 많다. 이제 현지씨는 커피를 마실 때에도 아메리카노를 선호하고, 궂은일도 운동이 된다며 기쁘게 도맡아 한다. 자신만의 스타일을 갖고 꾸준히 운동하는 그녀, 이제 그녀는 누가 봐도 건강 미인이다. 몸과 정신, 모두가 밝고 명랑한 진정한 건강 미인인 것이다.

아름답고 건강한 몸을 만들었으니 이제는 멋진 남자친구를 만드는 것이 목표라는 그녀. 멋진 몸매뿐만 아니라 멋진 스타일을 가진 그녀의 목표가 꼭 이루어지기 바란다.

운동 중독
체크리스트

① 운동을 매일한다.
② 운동을 하지 못하는 날은 불안하고 초조하다.
③ 운동을 거른 다음날은 평소보다 운동량을 2배로 늘린다.
④ 짧은 시간에 집중하여 운동하는 것보다 2시간 이상 땀 흘리는 운동이 더 좋다.
⑤ 운동 전후의 스트레칭에 투자하는 시간이 아깝다.
⑥ 운동 강도를 높이지 않으면 운동이 되는 것 같지 않는 느낌이다.
⑦ 운동 중 약간의 통증이나 현기증이 있어도 운동을 멈추지 않고 계속한다.
⑧ 운동을 쉬면 몸이 아프거나 컨디션이 좋지 않다.
⑨ 운동 효과를 높일 수 있다면 보조제나 진통제를 사용해도 괜찮다.
⑩ 운동을 즐기지 않는 사람과 친구가 되기 어렵다.

7개 이상 해당

빨간불, 운동 중독 조심하세요!

4개 이상 해당

노란불, 안심은 금물!

3개 이하 해당

파란불, 걱정 말고 운동을 즐기세요~

진정한 다이어터가 된 현지씨의 한마디

테디 선생님과의 만남으로 건강한 다이어트에 대해 올바른 인식을 갖게 되었습니다. 단편적인 운동 습관과 패턴을 바꾼 후, '해야 하는 운동'이 아닌 '하고 싶은 운동'으로 전환할 수 있었거든요. 그런데 놀라운 사실 한 가지! ^^ 저울계가 고장 났는지 현 상태에서 체중만 유지하면 좋겠다고 생각했는데 가볍게 운동을 하는 데도 자꾸만 날씬해지네요.

여러분도 무작정 어렵고 힘든 운동이 효과가 크다는 생각을 버리시고, 스스로 지킬 수 있는 계획과 이 계획은 무슨 일이 있어도 지키겠다는 마음가짐으로 운동해 보세요. 아 참! 페트병을 이용한 운동! 사실 막상 제가 하게 될 줄은 몰랐는데….

특히 파워워킹을 하고 나면 어깨부터 다리까지 운동이 많이 될 거예요. 여러분도 꼭 한번 경험해 보기 바랍니다. 승리는 절대 멀리 있지 않습니다. 바로 지금 내 앞에 있습니다. 코리언 다이어터 파이팅!! ^^

05

박은영씨

(31세)

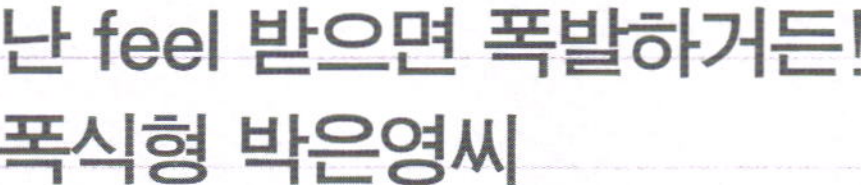

난 feel 받으면 폭발하거든!
폭식형 박은영씨

마지막으로 날 너무도 애태웠던 사람이 있다. 직장 생활 7년 차에 접어든 박은영씨의 경우가 그러했다. 그녀는 여러 종류의 운동을 오랫동안 해왔으며 그만큼 운동신경 또한 뛰어났다.

이러한 경험을 바탕으로 꼼꼼히 운동을 하고 평상시 자기 관리 또한 철저한 계획에 의해 움직일 정도의 센스까지 갖춘 그녀.

하지만 내 눈에 비친 그녀의 모습은 꾸준한 운동에도 불구하고 도통 변화가 없어 보였다. 항상 제자리만 맴도는 이유가 무얼까? 난 그녀에게 일주일 동안 운동한 내용과 섭취한 음식들을 자세히 적어 오도록 하여 그녀의 생활을 살짝 엿보기로 하였다. 역시 그녀의 생활 습관에 문제가 있었다.

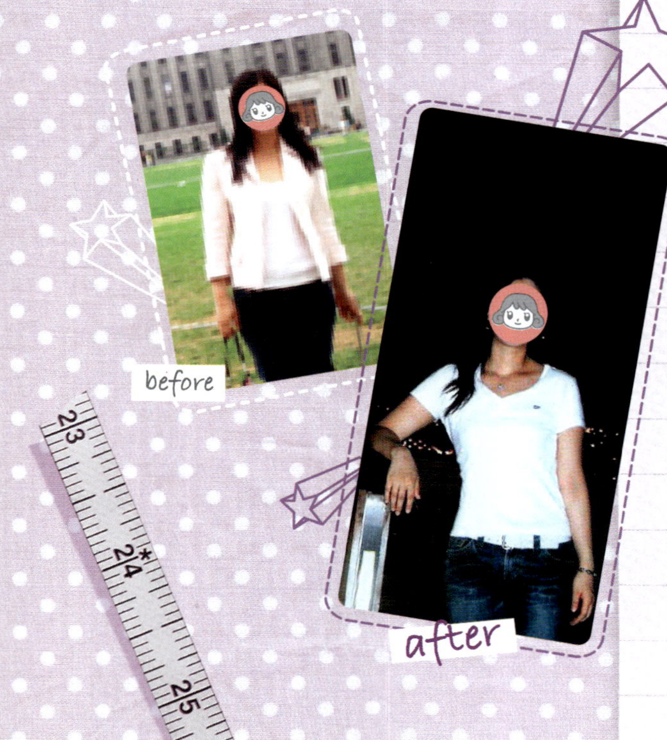

before

after

폭식! 악순환의 고리를 끊어라!

그녀가 좀 더 멋진 몸매로 업그레이드되는 데 방해되는 것이 있었으니 그건 바로 폭식이었다. 그녀는 운동에는 자신이 있었기에 먹은 만큼 운동해서 빼면 된다는 생각을 갖고 있었다. 그래서 기분 내키는 대로 폭식을 한 뒤 그만큼의 칼로리를 소모하기 위해 어쩔 수 없이 무리한 운동을 하는 악순환을 되풀이하다 보니 신체의 아름다움은 한 발짝 뒤로 물러서 있었던 것이다.

은영씨는 근육량이 많은 체형이다. 때문에 기초 대사량 또한 높은 편이었는데 최소 1,500kcal 이상이었다. 하루의 섭취 칼로리 가능 수치도 1,500kcal까지 섭취하여도 그만큼의 보관 창고가 있기 때문에 무리가 없는 것이 사실이다. 하지만 술자리나 친구들과의 만남에서 평소 이상의 칼로리 섭취가 그녀의 건강을 위협하고 있었다.

은영씨의 신체 변화

항목	Before	After	변화량
신장	165cm	165cm	
체중	62.3kg		
근육량	44kg	57.3kg	-5.0kg
체지방량	15.8kg	43.9kg	-0.1kg
체지방률	23.2%	10.8kg	-5.0kg
복부지방률	0.80%	20.4%	-2.8%
		0.76%	-0.04%

폭식! 밑빠진 독에 물 붓기!

그녀의 일상 식단을 살펴보면 다이어터의 모범이라 해도 과언이 아닐 정도다. 아침 식사는 잡곡빵과 다양한 과일, 그리고 생식과 우유 등으로 400kcal 이하의 칼로리를 섭취했다. 점심 식사 또한 영양사가 관리하는 구내식당을 이용하기 때문에 영양소를 적절하게 섭취할 수 있었다. 식사 습관 역시 되도록 채소를 많이 먹어 포만감을 느끼려 했고, 너무 맵거나 염분이 높은 음식은 가까이 하지 않았다. 저녁에는 생식과 칼로리 배열이 잘 융합된 음식을 섭취했다.

이렇게 보면 그녀는 운동 + 식이 조절 + 자기 관리 무엇 하나 흠 잡을 데 없어 보인다. 그래서 다이어트 계획을 짜며 근육량이 많기 때문에 굳이 단백질 위주의 식사를 권하기보다 탄수화물:단백질:지방을 5:3:2 정도로 맞추어 관리를 했다. 운동 관리는 가벼운 페트병을 이용한 근력 운동과 파워워킹으로 하루 평균 400kcal 이상을 소모하도록 했다.

이렇게 계획한 대로 일이 술술 잘 풀릴 무렵, 나의 눈살을 찌푸리게 하는 사건이 발생했다. 바로 '폭식 여왕'이 또 출몰하고 만 것이다.

박은영씨의 식단 일지 하루 총 952kcal

아침 297kcal	밥 1/2공기, 150kcal	미역국, 55kcal	달걀찜(작은 접시) 92kcal
점심 275kcal	밥 1/2공기, 150kcal	통배추된장국, 65kcal	명엽채볶음(작은 접시), 20kcal
	숙주나물(작은 접시), 20kcal	포기김치(작은 접시), 20kcal	
저녁 380kcal	채소샐러드(드레싱 없이), 110kcal	고구마 작은 것 1개, 200kcal	무지방 우유 70kcal

습관을 고쳐야 몸매가 산다

은영씨는 나에게 이러한 말을 했었다. "다이어트를 하면 주위에서 완전 왕따가 된다니까요." 회사의 특성상 회식 자리가 적어도 일주일에 한 번은 있었고 주말엔 친구들과 거한 푸드 파티를 열 정도였다. 그래서 힘들게 쌓아온 정성과 노력이 금요일부터 일요일까지 너무나 쉽게 무너져 버리는 것이다!
이번 주에는 어쩌다 그랬겠지 했지만, 은영씨의 이러한 폭식 패턴은 어느새 일상이 되어 있었다. 가장 놀라웠던 사건은 술을 마신 뒤에는 잠자리에 들기 전 얼큰한 라면으로 해장을 해야 한다는 것이다!
모든 것을 단번에 뒤엎는 것은 무리가 따른다. 해장 라면 습관은 라면 대신 우동으로, 다시 저칼로리 면으로, 그리고 나서 '잠자리 들기 전 해장 라면'을 끊게 되었다. 회식 자리에서도 물과 알코올을 같이 섭취하여 빨리 포만감을 느끼도록 하였고, 친구들과의 파티에서도 되도록 고기보다는 생선을 먹게 하는 등 점진적인 변화를 이끌어 내었다.
만약 여러분이 열심히 운동을 하는 데도 살이 빠지지 않고 항상 제자리만 맴돈다면 분명 다이어트에 틈새가 생겼고, 거기에 이끼가 끼어 있을 것이다. 만일 그 이끼가 폭식이라면 일상생활에서의 식습관을 바꿔 보는 게 어떨까?

'은영 라인'을 창조한 그녀의 한마디

되풀이되는 다이어트 실패를 겪어 본 사람은 자신에게 문제가 있다는 것을 잘 알고 있을 것입니다. 그 문제점을 항상 고쳐야지, 고쳐야지 하면서 다시 다이어트에 도전해 보지만 역시나 되풀이되기 십상입니다. 이왕 마음먹은 거사를 치르려면 단 하나의 오점도, 미련도 남겨 두면 안 될 것 같습니다.

저도 깜짝 놀라 버린 이 변화가 정말 믿기지 않네요. 단지 습관 하나 바꾼 것뿐인데… 운동도 중요하지만 식사 습관도 굉장히 중요하다는 것을 새삼 느꼈습니다. 나름대로 열심히 운동하면서도 항상 2% 부족한 느낌을 갖고 있었는데, 이제는 진정한 운동 마니아로서 당당히 자랑할 수 있게 되었습니다.

마지막으로 '이럴 땐 이렇게 바꿔 먹어라'라는 저만의 영양 센스 다이어리를 공개합니다. 여러분도 잘 참고해 보세요. 하나하나 바꾸어 가다 보면 건강이 찾아오는 느낌! 바로바로 느낄 수 있을 거예요.

여러분도 다이어트 3박자 궁합을 꼭 지켜 다이어트에 성공하기 바랍니다.

운동 + 식사 + 휴식. 다이어트 대박 파이팅!!

★ 흰쌀밥 → 잡곡밥이나 현미밥 또는 채소밥

★ 자장면, 짬뽕 → 우동, 기스면

★ 육류 → 콩 제품, 닭의 살코기, 생선, 저지방 치즈, 달걀흰자

★ 돼지 삼겹살 구이 → 돼지 목살, 안심, 등심구이

★ 양념 갈비 → 생갈비

★ 밀크커피 → 블랙커피

★ 프라이드치킨, 양념 치킨 → 껍질 벗긴 전기구이 통닭

★ 율무차, 코코아 → 녹차, 둥글레차

★ 볶음밥 → 비빔밥

★ 돈가스 → 돼지고기 수육

★ 갈비탕, 육개장, 설렁탕 → 무국, 미역국, 콩나물국

★ 부대찌개 → 된장찌개

★ 국수, 우동 → 메밀국수, 곤약국수

★ 회냉면, 비빔냉면 → 물냉면

★ 크림소스 스파게티 → 봉골레 스파게티

★ 달걀 프라이 → 삶은 달걀

★ 달걀 1개 → 달걀흰자 2개

★ 호떡 → 붕어빵

★ 팝콘, 감자칩 → 강냉이, 뻥튀기

★ 감자튀김, 고구마튀김 → 찐 감자, 찐 고구마

★ 포도, 귤, 바나나, 멜론 → 자몽, 토마토, 감

★ 과일 통조림 → 생과일

★ 우유 → 저지방 또는 무지방 우유

★ 허니머스타드 소스 → 프렌치 드레싱

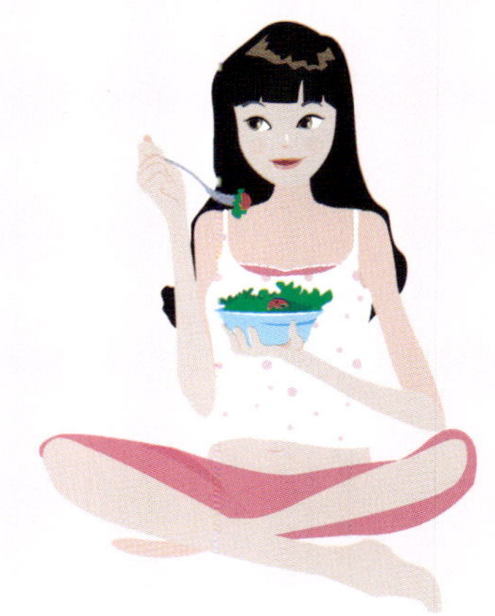

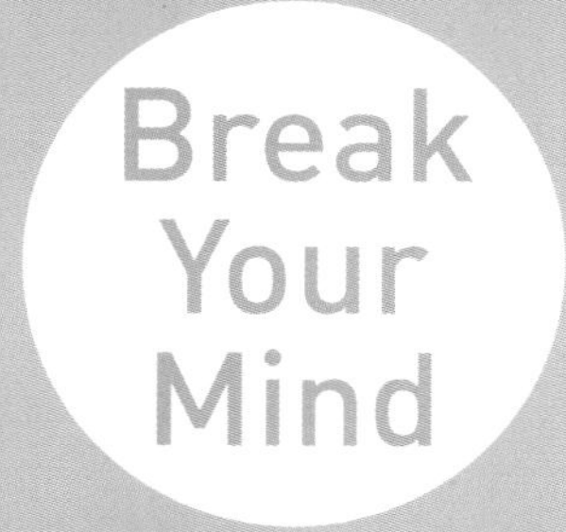

기본 운동법

제목에서도 알 수 있듯이 이 장은 특별한 운동이나 식이요법보다는 자신의 생각, 즉 마인드를 바꿔야 하는 상황에 대해서 기술하고 있습니다. 마인드의 이상 징후가 보이는 다이어터들에게는 다이어트에 대한 올바른 개념 정리가 무엇보다 중요합니다. 그러기에 특별한 운동 보다는 페트병을 이용한 가벼운 운동을 소개하고자 합니다.

페트병은 어느 정도의 무게감을 위해 물이나 모래를 채워 준비합니다. 크기는 작은 것부터 큰 것까지 여러모로 활용할 수 있지만, 되도록 손에 잘 잡히는 착용감이 좋은 페트병을 선택하는 것이 효율적입니다. 페트병은 아령으로 활용 가능하기 때문에 세밀한 근육을 만들어 주고, 여러 각도의 근육을 자극하기 적당합니다. 또한 붙어 있거나 이어져 있지 않아 동작을 훨씬 다양하게 응용할 수 있다는 장점이 있어 리듬감 있는 운동에도 적합합니다.

가슴 up! 내 가슴에 혁명을!

말 그대로 가슴을 올려 주는 동작입니다. 가슴에 힘을 주는 동작을 반복함으로써 예쁜 가슴 라인을 만들어 보세요. 적당한 탄력이 가슴 골과 함께 한다면 그야말로 너무나 예쁜 가슴이 아닐까요?

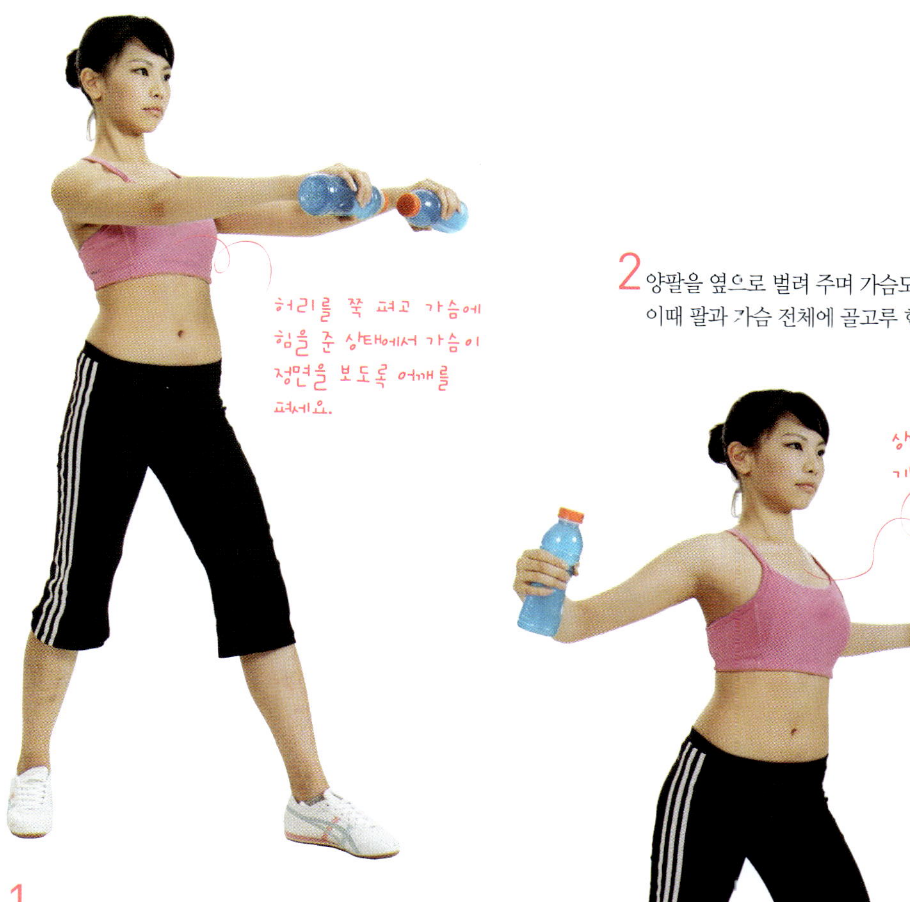

2 양팔을 옆으로 벌려 주며 가슴도 함께 폅니다.
이때 팔과 가슴 전체에 골고루 힘을 줍니다.

1 양손에 각각 페트병을 손에 쥐고 다리를 앞뒤로
벌린 뒤 양팔을 앞으로 가지런히 위치시킵니다.

예쁜 어깨 라인 만들기

3세트 15회

예쁜 어깨선을 만드는 데 가장 효과적인 방법입니다. 쇄골 라인을 만들어 전체적인 어깨 라인의 조합을 이루는 데도 적극 추천하는 방법입니다!

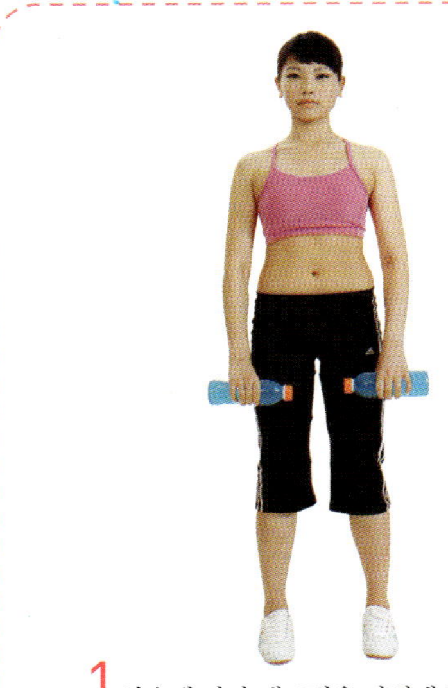

1 양손에 각각 페트병을 가볍게 쥐고 양발을 어깨 넓이로 벌려 섭니다.

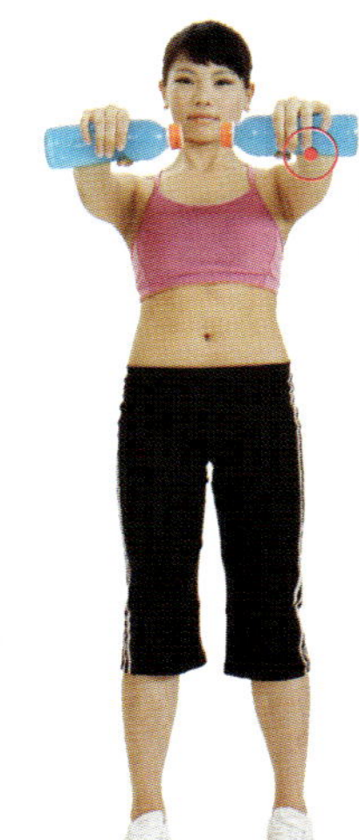
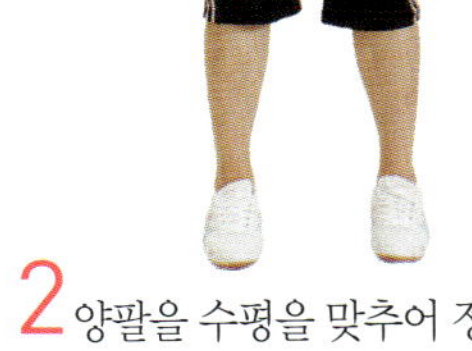

2 양팔을 수평을 맞추어 정면으로 어깨선까지 들어올립니다.

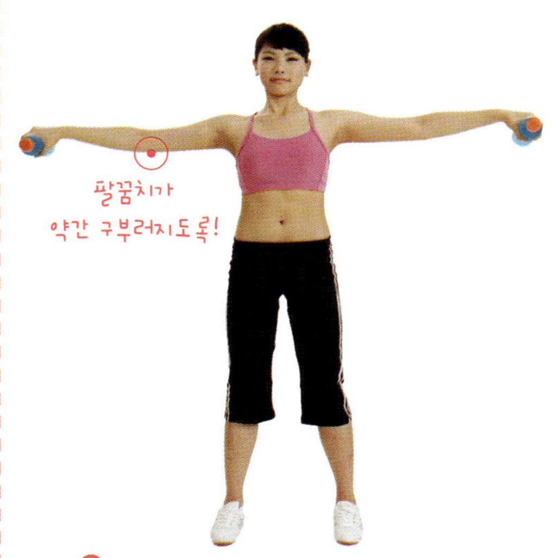

3 양손을 양쪽으로 벌려 T자 형태로 만듭니다.

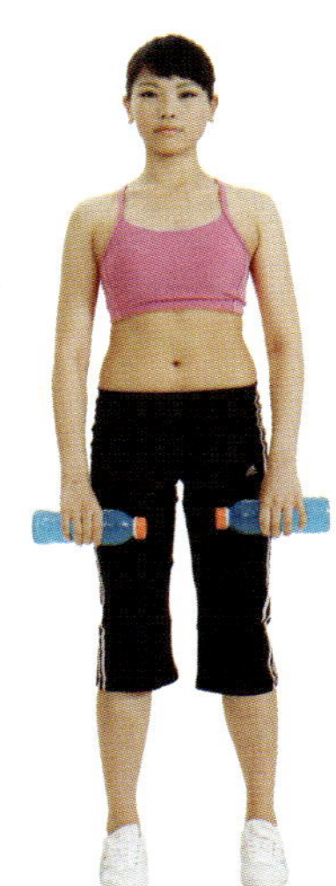

4 다시 기본 자세로 원위치합니다.

섹시한 등과 팔뚝 만들기

3세트 15회

난이도 ★★★☆☆

탄탄한 등을 만들고 등에 있는 군살들을 제거할 수 있습니다. 또한 등 운동과 더불어 팔뚝 살을 빼는 일석이조의 운동 방법입니다.

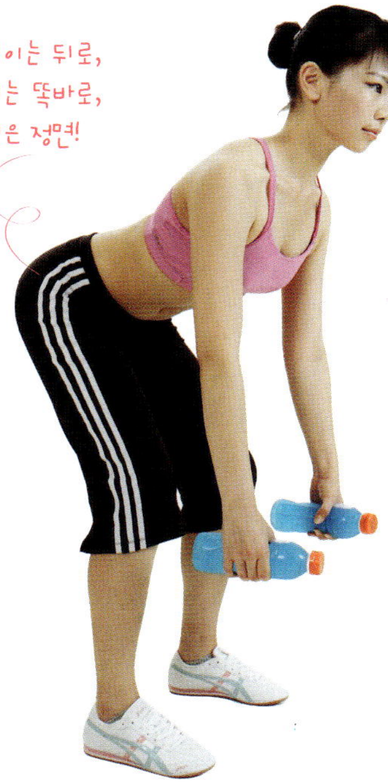

1 양손에 각 페트병을 쥐고 다리는 어깨 넓이로 벌린 상태에서 최대한 허리는 편 채 상체를 숙입니다.

2 페트병을 쥔 양손의 팔꿈치가 직각이 되도록 들어 올립니다.

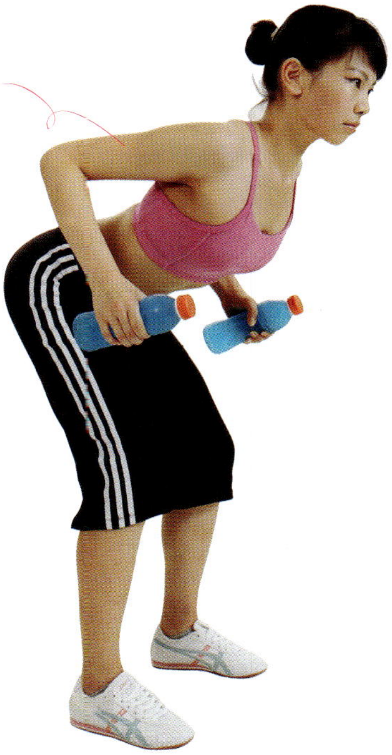

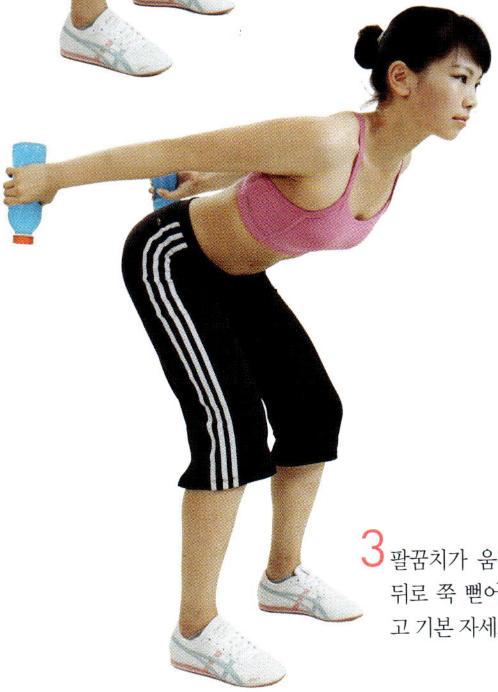

3 팔꿈치가 움직이지 않도록 고정시키고 양팔을 뒤로 쭉 뻗어 줍니다. 다시 양팔을 직각으로 접고 기본 자세로 돌아옵니다.

난이도 ★★☆☆☆

복싱 동작을 응용하여 연속적으로 팔을 뻗어 주는 운동입니다. 100회의 연속 동작을 통해 팔의 힘을 기르고 팔의 라인을 다듬는 데 효과적인 동작입니다. 또한 어깨 근육을 탄력 있게 바꿔 주고 몸통을 틀어 주는 동작을 유발하여 옆구리와 복부 운동에도 효율적인 복합적 트레이닝 방법입니다.

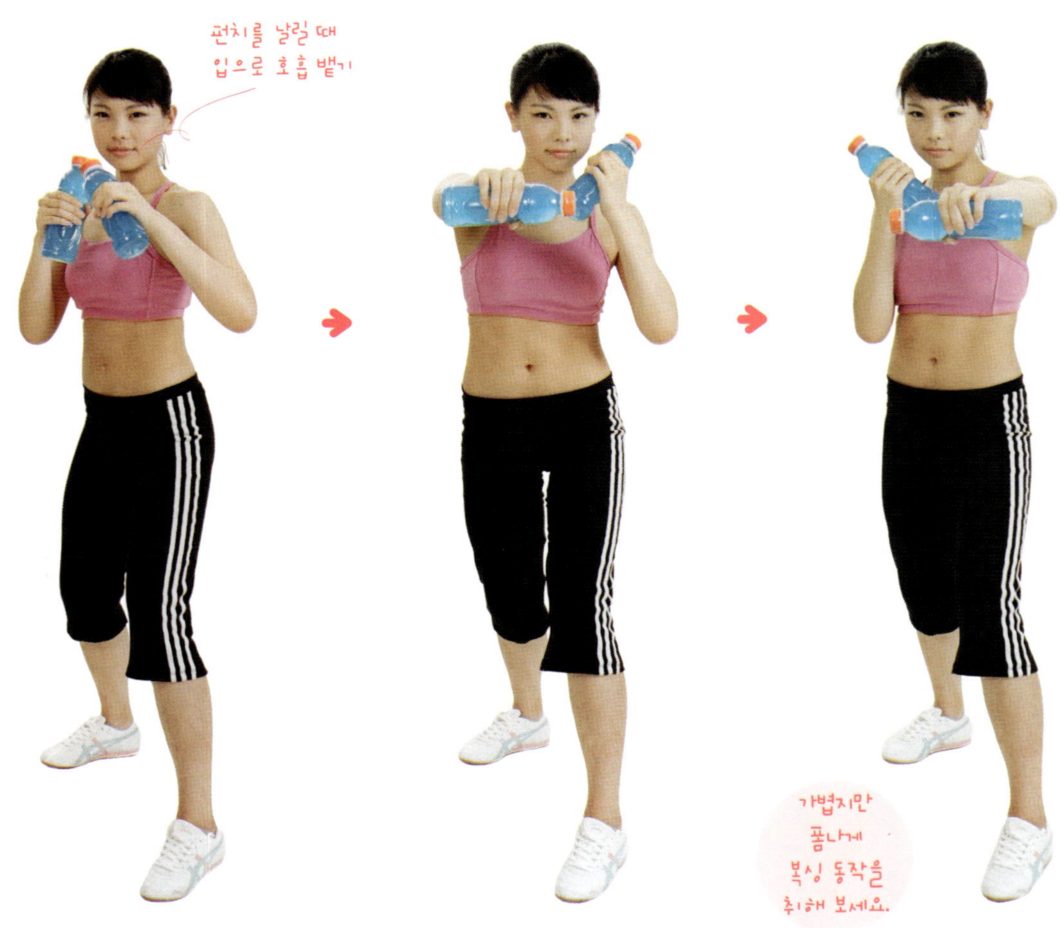

양손에 각각 페트병을 쥐고 가볍게 복싱 동작을 취하며 손을 앞으로 뻗어 주며 어깨를 살짝살짝 틀어 줍니다.
이때 복부에 힘을 주며 동작을 연속합니다.

난이도 ★☆☆☆☆

복싱 동작의 변형으로 간단한 동작이지만 손목 힘을 길러 주며 의외로 칼로리 소모가 큰 운동입니다.

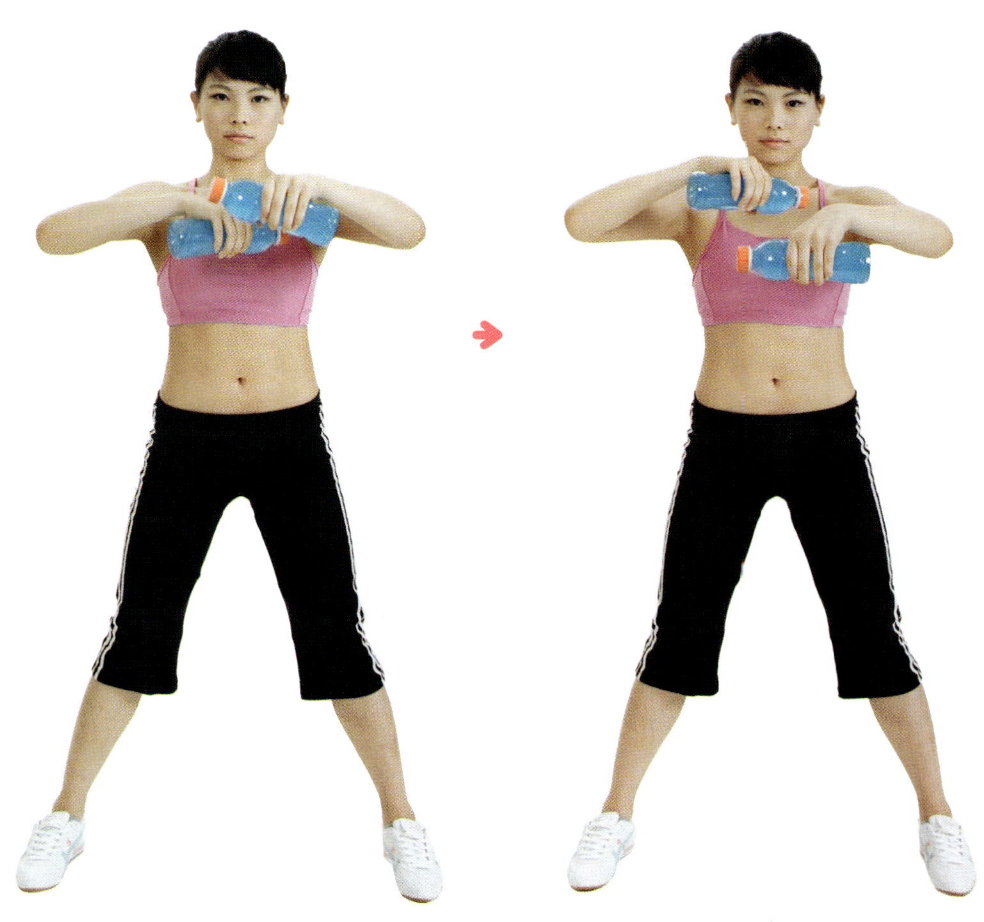

양손에 각각 페트병을 쥐고 팔을 접어 빠르게 원을 그립니다. 리듬감을 느끼며 돌리는 게 엉키지 않고 좋습니다. 처음엔 발을 양쪽으로 벌려 고정된 자세에서 실시하다가 어느 정도 동작이 익숙해지면 뛰면서 다리를 앞뒤로 교차하여 팔을 돌려 주면 최고의 근력 및 유산소 운동이 됩니다.

날씬한 옆구리 만들기

난이도 ★★★☆☆

적은 횟수로도 옆구리를 효과적으로 운동시킬 수 있습니다. 옆구리뿐만 아니라 몸통을 회전시키므로 골반을 비롯한 전신 운동의 효과도 느낄 수 있습니다.

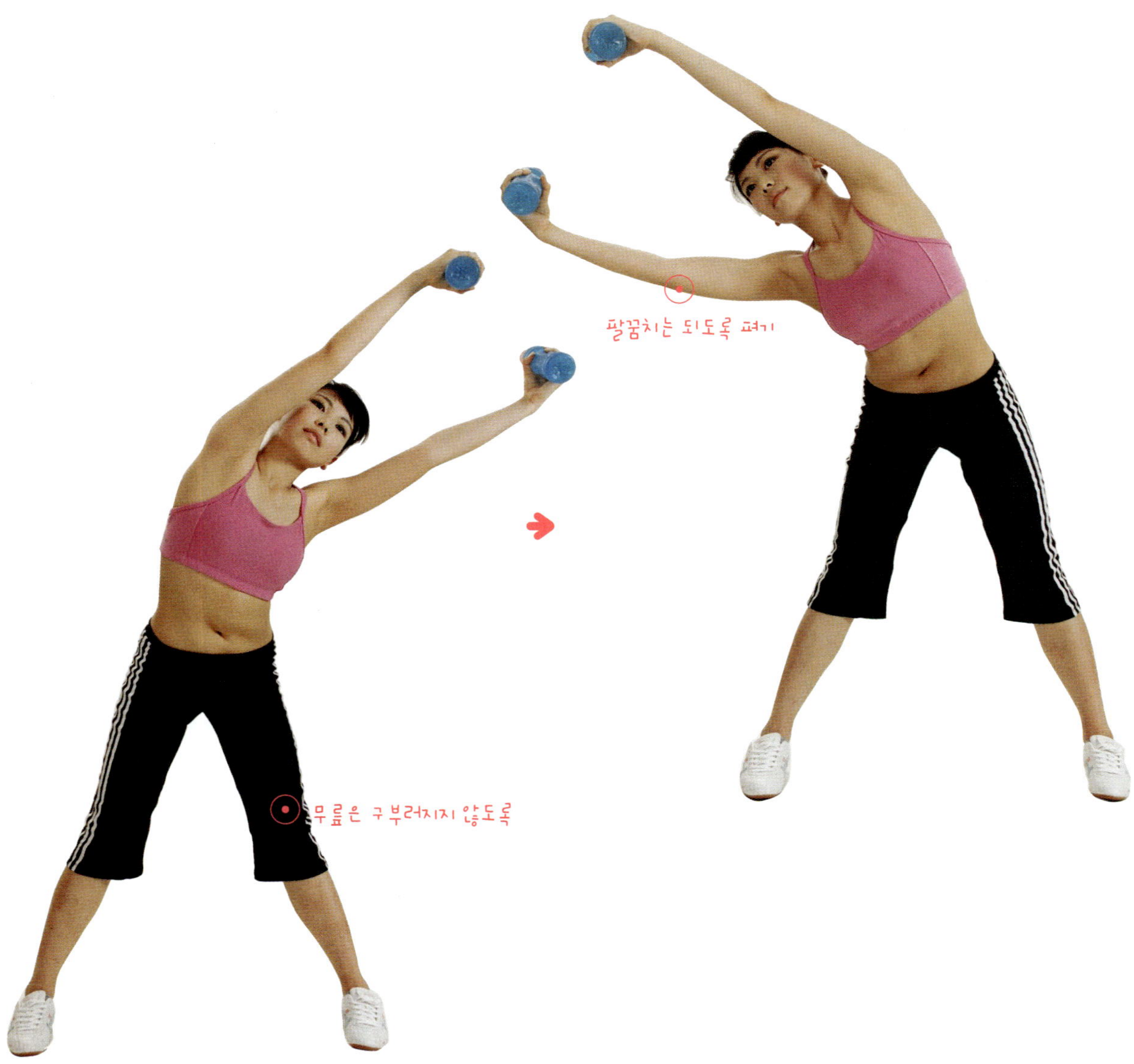

양손에 각각 페트병을 쥐고 양팔은 되도록 귀에 붙게끔 하여 머리 위로 뻗어 줍니다. 팔을 고정한 상태로 몸통을 돌려 팔을 비롯한 몸통 전체가 원을 그리도록 합니다.

난이도 ★★☆☆☆

걷기는 동일 동작이 굉장히 많이 반복되는데, 반복된다는 것은 그만큼 효과가 있다는 것입니다. 별다른 도구의 사용 없이 지방을 연소할 수 있는 운동으로 간편하지만 효과는 만점입니다.

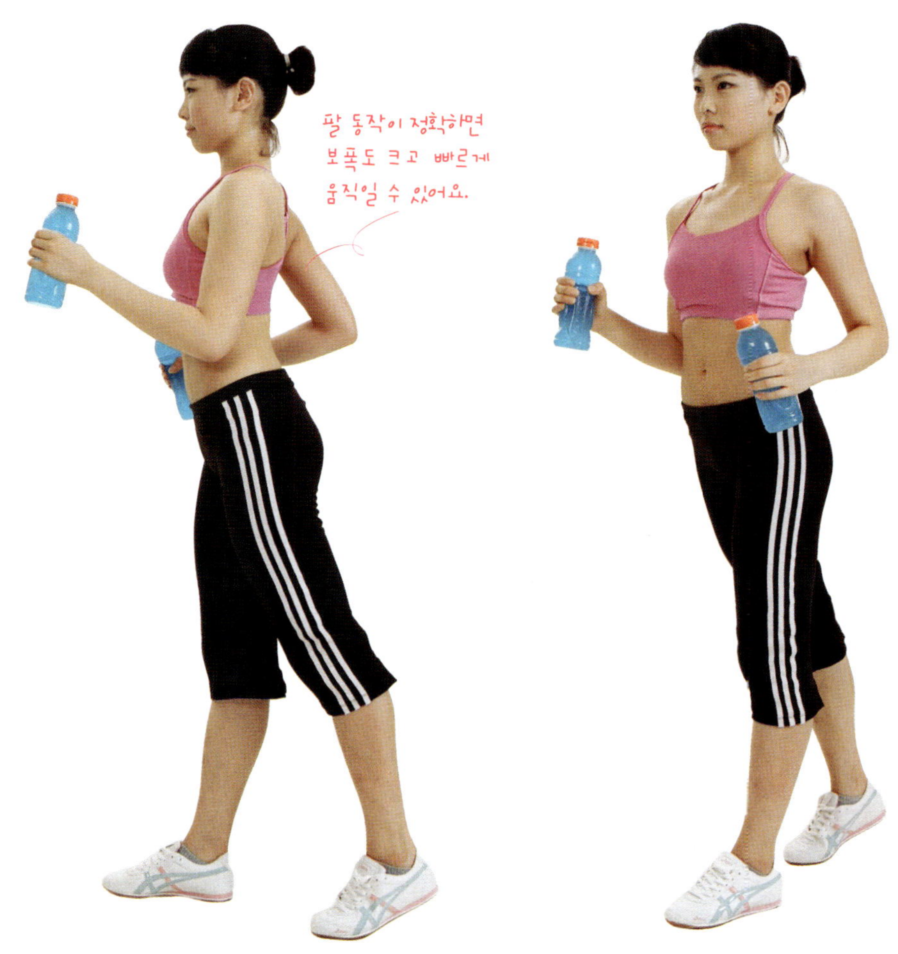

양손에 각각 페트병을 쥐고 큰 보폭으로 걷습니다. 이때 양팔은 직각이 되게 앞뒤로 흔들어 걷기 효과를 최대치로 끌어 올립니다.

V

건강에 멋을 입히자!

운동할 때 더 당당한 당신! 시선을 즐겨라!

최근 외국계 프랜차이즈 피트니스 센터나 대규모 헬스클럽의 등장으로 다양한 운동 프로그램을 갖춘 GX(Group eXercise) 클래스를 찾는 여성들이 늘고 있다. 그녀들에게 피트니스란 더 이상 헐렁한 티셔츠 차림으로 이를 악물고 몇 시간씩 러닝머신을 달리는 차원이 아니다.

여성들의 몸에 대한 관심은 굶어서 얻는 날씬함에서 운동하는 건강함으로 변화하고 있다. 피트니스에 대한 인식 또한 더욱 당당하고 자신감 넘치는 자신을 표현하기 위한 삶의 일부로 자리 잡아 가고 있다.

사방이 거울로 둘러싸인 운동 공간에서 거울 속 자신의 모습이 누구보다도 돋보이는 스타일리시한 모습이기를 바라는 여성들의 마음은 지극히 자연스러운 것이다. 따라서 이제는 운동 종류에 따라 기능과 디자인을 겸비한 운동복이 필요하다. 즉, 땀복에서 스포츠 패션으로 운동복이 바뀐 것이다. 지금 다이어트를 결심한 당신, 운동복에 투자하라. 투자의 대가는 머지않아 분명 당신이 어디에서도 쉽게 얻을 수 없는 당당함으로 돌아올 것이다. 이제 운동도 폼나게 하자!

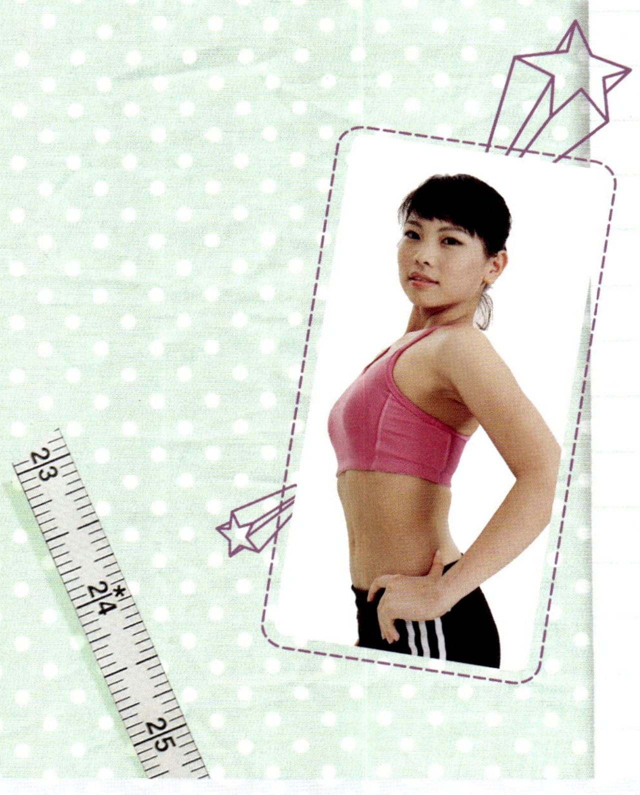

운동! 피부는 괴롭다

멋진 트레이닝복을 입었지만 메이크업을 하지 않고 운동하는 것이 신경 쓰일 때가 있다. 그러나 땀이 많이 나는 운동일수록 메이크업은 모공을 막아 피부에 치명적일 수 있기 때문에 피부 화장은 가능한 피하는 것이 좋다. 깨끗하게 세안을 하고 운동을 시작하는 것이 가장 좋겠으나 바쁠 때에는 클렌징 티슈로 간단하게라도 메이크업을 지우고 운동하자.

세안 후에는 얼굴이 땅기지 않도록 화장수로 피부를 정돈하는 것이 좋다. 세안할 때에는 따뜻한 물을 사용하여 모공을 열어 주어 노폐물이 빠져나갈 수 있도록 해줘야 한다. 노 메이크업이 여전히 부담스럽다면 아이라인이나 마스카라, 립스틱으로 포인트를 주는 것은 어떨까.

운동의 필수품, 장갑과 보호대를 착용하자

운동을 하다 보면 헬스용 장갑과 같은 보호 장구의 착용이 필요하다. 그러나 동네 헬스장에서 제대로 보호 장구를 착용하고 운동하는 사람을 찾기란 쉽지 않다. 더군다나 초보자의 경우 쉽게 접해 보지 못한 것들이기 때문에 괜스레 주위 시선을 의식하게 된다. 하지만 실상은 초보자일수록 더욱더 보호 장구 착용이 필요하다. 특히 웨이트 트레이닝 시 손에 굳은살이 생기거나 손에 흐르는 땀으로 인해 철제 기구가 미끄러져서 부상을 입을 수도 있다.

이때 장갑을 끼게 되면 굳은살로 손이 거칠어지는 것을 예방할 수 있고, 무거운 중량을 들 때 손목을 보호할 수도 있으며, 쥐는 힘을 강하게 해줘 운동 능력 향상에도 어느 정도 도움을 받을 수 있다. 평소 무릎이나 발목이 약한 사람은 운동을 시작하기 전 무릎 및 발목 보호대를 착용해서 운동으로 인해 관절에 무리가 가는 일을 미연에 방지하도록 하자.

기능에 스타일을 더한다

피트니스로 다져진 아름다운 몸이야말로 어떠한 명품과도 비교할 수 없는 최고의 '패션'이다. 땀 흘릴 때조차 아름다워야 하는 당신, 여기 당신의 1inch를 숨겨 주는 피트니스 패션 스타일을 제안한다.

소재 땀 흡수, 건조가 빠른 **신축성** 있는 소재

피트니스 웨어를 선택하는 기본은 기능성에 있다. 땀을 빠르게 흡수하고 건조시켜 쾌적함을 유지시켜 주는 소재를 선택하자. 여기에 소재의 변형을 막으면서도 신축성이 뛰어난 스판덱스나 라이크라가 함유된 제품은 몸의 라인을 더욱 맵시 있게 만들어 준다. 운동을 처음 하는 분들 중에 간혹 '땀복'을 입고 운동하는 경우가 있는데, 땀으로 지나치게 체내 수분이 배출되어 운동 피로감을 더해 줄 수 있으니 '땀복'은 절대 금물!

색상 **포인트**가 되는 밝은 색

운동은 밝은 마음으로 활기차게 하는 게 무엇보다 운동 효과를 높이는 데 도움을 준다. 그러기 위해서는 칙칙한 색깔보다는 포인트가 되는 밝은 색상을 선택하는 것이 좋다. 신선하고 활동적인 느낌을 주는 과감한 보색 대비로 패셔너블한 컬러 코디를 시도해 보는 것도 좋은 방법이다.

그러나 요가와 같이 육체와 정신을 모두 다스려야 하는 운동에서는 장식이 많거나 요란한 색상의 옷보다는 마음을 안정시켜 주는 차분한 색상을 선택하는 것이 좋다.

 종목에 따른 선택, **여성적인 매력**을 강조하는 디자인

피트니스 웨어의 디자인을 고려할 때는 입는 용도를 먼저 생각해야 한다. 자신이 주로 하는 운동이 요가나 필라테스와 같은 정확한 몸 동작이 중요한 운동이라면 몸매가 잘 드러나는 옷을 선택하자. 또는 상의는 탱그톱을, 하의는 느슨하고 통풍성이 좋은 긴바지를 입는 것이 좋다. 러닝이나 스텝, 스피닝과 같은 유산소 운동을 즐기는 여성이라면 탱크톱과 신축성 있는 짧은 팬츠를 입는 것도 좋다. 긴바지를 선택할 경우, 옆선에 줄무늬가 들어간 9부나 10부 길이의 어두운 색상을 선택하는 것이 좀 더 다리를 날씬하고 길어 보이게 하는 비법이다.

헐렁한 옷으로 몸매를 감추려는 생각을 과감히 떨쳐버려야 한다. 과감한 톱을 입고 운동하는 것이 처음에는 어색하고 부담스러울 수 있겠지만 몸매에 자신이 없을수록 거울에 비친 내 모습을 보며 마인드 컨트롤을 통해 운동의 효과를 높이도록 하자.

 레이어링으로 **멋스럽게**

컬러플한 탱크톱 위에 매시 소재의 톱이나 흘러내리는 듯한 헐렁한 민소매 티셔츠를 레이어링한다든지, 지퍼가 달린 후드 티셔츠를 걸쳐 주는 것이 여성스럽고 섹시한 느낌을 준다. 하의는 레깅스 위에 랩 스커트나 핫팬츠를 레이어링하거나 배꼽이 살짝 드러나는 로웨이스트 라인의 팬츠로 매력적인 보디라인을 연출해 보자. 여기에 헤어밴드나 커다란 귀고리, 두건, 장갑 등의 액세서리를 함께 코디하면 훨씬 세련돼 보일 것이다.

완벽한 완성을 위한
마침표 하나
스킨 케어

피부 관리는 건강 미인이 되는 마지막 단계이자 완성이라고 할 수 있다. 각고의 노력 끝에 S라인은 완성했는데 얼굴은 잡티 투성이에, 살은 늘어져 있다면 이보다 더 슬픈 일이 있겠는가!

날씬한 몸, 맑고 깨끗한 얼굴, 탱탱한 피부! 이는 여성들의 희망이자, 남성들의 이상이기도 하다. 당연히 개인차는 있겠지만 보편적인 입장에서 그렇다는 것이다. 희망이자 이상인 이 3박자의 완벽한 조합을 위해 좀 더 노력해 보자. 지금까지 '몸짱 비법'을 전수받은 당신에게 이제 건강 미인으로 거듭나기 위한 노하우를 알려주겠다.

이제 건강 미인의 길이 그리 멀지 않았다!!

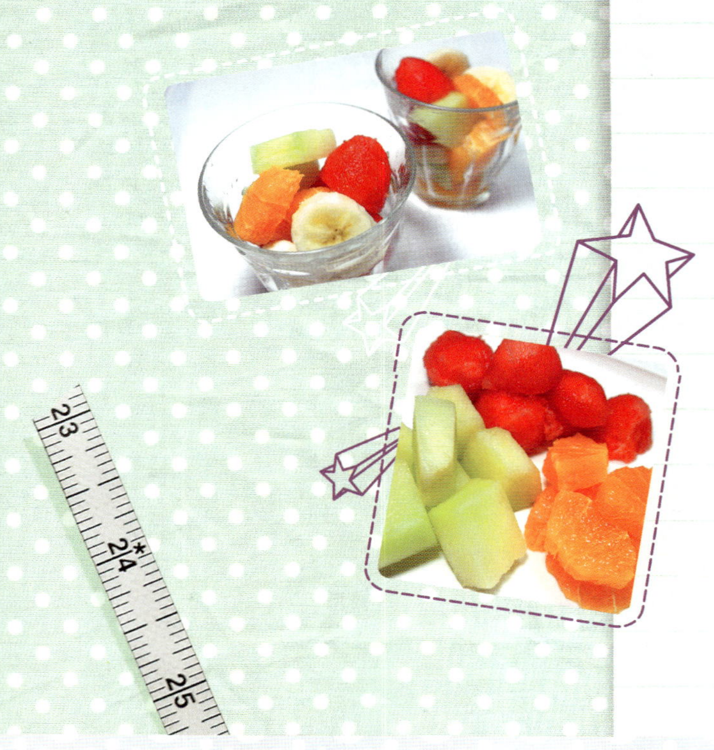

쌩얼 & 동안. 우리가 잡아야 할 두 마리 토끼

각고의 노력 끝에 다이어트에 성공한 당신. 그러나 적은 칼로리 섭취로 윤기 없이 푸석푸석한 피부가 되어 있을 게 분명하다. 적당한 운동은 건강과 피부 미용을 위한 필수 조건이지만, 과한 다이어트는 피부의 최대 적이다.

시대의 트렌드가 얼짱, 몸짱에서 '쌩얼 미인'으로 이어져 20~30대 젊은 여성들 사이에 깨끗하고 생기 있는 피부가 아름다움의 첫 번째 조건이 되고 있다. 이에 반해 40대 이상 여성들은 어려 보이는 얼굴 곧 '동안 만들기'에 열광하며 스킨케어에 투자를 아끼지 않는다.

모든 여성이 스킨 케어를 통해 얻고자 하는 최후의 목표인 맨얼굴로도 아름다운 '쌩얼 미인'과 나이보다 훨씬 어려 보이는 '동안 미인'의 기본적이고도 필수적인 조건은 바로 피부 보습이다.

공공의 적! 피부 건조

'피부 나이'의 대표적인 척도라고 하면 주름을 떠올리기 쉽지만, 주름만큼이나 중요한 것이 '피부 탄력'이다. 탄력이 떨어지면 얼굴 살이 처지고 그 위로 주름이 더해지기 쉽다. 여기에 푸석푸석한 피부와 생기마저 잃은 당신의 얼굴은 자신의 나이보다 많아 보일 수밖에 없다.

물 8잔을 마셔라!

환절기나 겨울철에는 피부가 건조해지기 쉬운데, 특히 30대 이후에는 피부가 수분을 잃어 세안 후 얼굴 땅김을 경험하게 된다. 이때 당신이 할 수 있는 가장 확실하고 쉬운 방법은 수분을 충분히 섭취하는 것이다.

하루에 최소 물 8잔 이상을 마셔라. 물은 당신의 피부를 촉촉하게 해주는 최고의 보약이다. 그 다음으로 빼먹지 말아야 할 것이 자외선 차단제를 바르는 것이다. 계절에 상관없이 외출 30분 전에 자외선 차단제를 바르자. 화장품을 선택할 때에도 보습 제품이나 탄력 전용 제품을 사용하고, 일주일에 한두 번 수분 팩까지 더한다면 그야말로 금상첨화겠다. 마지막으로 민감한 눈가를 위해 아침저녁으로 아이크림을 바르는 것도 잊지 말자.

대책은 모공 관리!

안타깝게도 한번 넓어진 모공을 처음 상태로 되돌리기란 참으로 힘들다. 그렇다고 그대로 방치하면 모공은 계속 넓어져 결국 피부 트러블을 유발하고 칙칙한 피부가 되기 십상이다. 과다한 피지 분비뿐 아니라 피부 탄력이 떨어져도 모공이 커지게 된다. 그렇다면 더 이상 모공이 넓어지지 않게 하는 방법은 무엇인가! 첫째, 충분한 보습으로 피부 탄력을 높이고 둘째, 꼼꼼한 클렌징으로 모공 청소를 확실히 해주는 것. 그리고 마지막 세 번째는 피지가 적게 분비되도록 적절한 화장품을 선택하여 사용하는 것이다. 여기에 스팀 타월과 냉 타월을 번갈아 사용하여 모공을 조이고, 일주일에 한 번은 각질 제거와 코팩을 해주도록 하자. 평소 기름종이로 기름기를 제거하여 피부를 보송보송하게 유지하는 것은 기본 센스!!

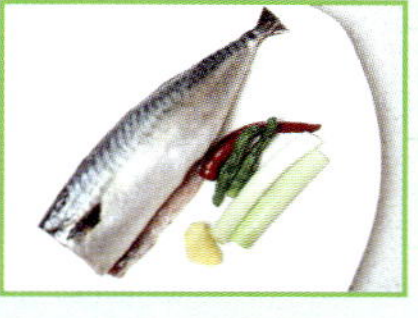

- 내 피부가 원하는 기름. 불포화 지방산

지방이라면 무조건 기겁하는 여성들은 주목! 당신의 피부를 윤기 있게 가꿔 주는 고마운 기름이 바로 불포화 지방산이다. 식물성 기름, 그중에서도 올리브유와 포도씨유에 특히 많이 함유되어 있다. 참치와 연어, 고등어와 같은 등푸른 생선 또한 윤기 있는 피부를 위해 반드시 섭취해 주자.

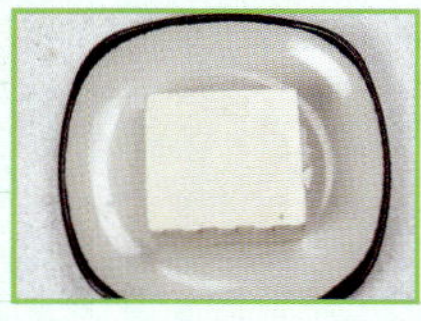

- 피부 보약, 식물성 단백질

탄력 있는 피부를 원한다면 육류보다는 생선과 콩을 통해 단백질을 섭취하자. 견과류와 콩, 두부 같은 식물성 단백질은 당신의 피부 탄력을 위한 보약이다.

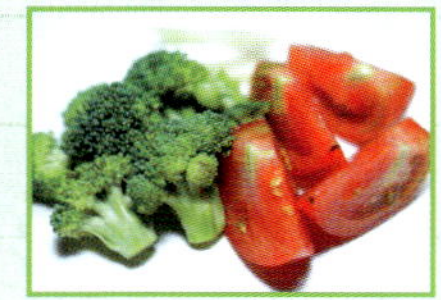

- 피부 나이, 멈춰! 고항산화 식품을 먹자!

우리 몸속 세포를 손상시켜 노화를 촉진시키는 활성 산소를 없애 주는 항산화 식품을 자주 섭취하라. 비타민 A · C · E와 베타카로틴이 많이 함유되어 있는 식품, 특히 발아 현미와 견과류, 브로콜리와 검은콩, 검은깨, 검은쌀 등이 대표적인 고항산화 식품이다.

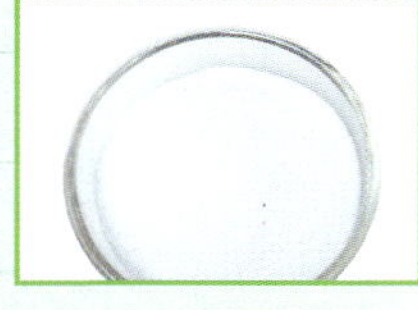

- 설탕이 잡티를 만든다?

설탕은 피부 주름과 밀접한 관계가 있는 콜라겐의 움직임을 방해하여 피부 노화를 가속화할 뿐 아니라 피부 탄력을 떨어뜨리고 피부 잡티를 늘린다는 사실. 기억하자!

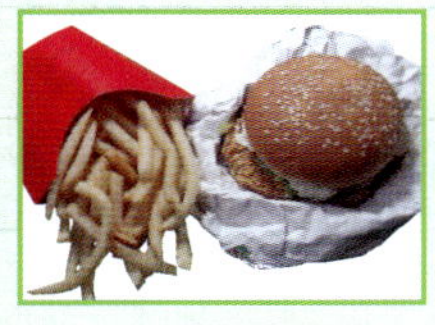

- 자극적인 음식이 여드름을 부른다!

우리 입맛을 자극시키는 맵고 짜고 단 음식들은 피부 표면에 피지 분비량을 높여 여드름과 같은 피부 트러블을 일으킨다. 혈액 순환은 방해하는 고지방 식품인 인스턴트 음식과 패스트푸드 또한 여드름을 악화시키는 주범이다.

보디 케어

쌩얼과 동안의 꿈을 이룬 당신에게 여전히 2% 부족한 것은? 바로 매끈하고 탄력 있는 몸매이다. 단순히 샤워를 한 뒤 보디 로션을 바르는 것이 보디 케어라고 알고 있는 당신에게 한층 진화된 보디 케어 노하우를 알려주고자 한다.

혹시 다이어트에 성공하고도 숨기고 싶은 비만의 흔적인 튼살과 내보이기 민망한 울퉁불퉁한 엉덩이와 허벅지 때문에 여전히 한숨 짓고 있지는 않은가? '뚱뚱녀'에서 '날씬녀'로의 변신에 성공한 여성들의 대표적인 고민이 바로 이 두 가지일 것이다. 하지만 불행히도 이런 고민을 한 방에 날려 줄 수 있는 비법은 없다. 물론 의학의 도움을 빌리면 어느 정도의 효과를 볼 수도 있겠지만, 그렇다고 실망하기에는 아직 이르다. 예방이 최우선이라면 문제 해결의 차선책 또한 분명히 있다.

마사지, 내 몸을 만져 주는 아주 특별한 힘

오렌지 껍질처럼 울퉁불퉁한 피부를 만들어 내는 셀룰라이트와 보기 흉한 튼살을 개선하기 위해 할 수 있는 가장 확실하고도 효과적인 방법이 바로 '피부 마사지'이다. 전문가들에 따르면 이 두 가지 피부 고민의 공통 원인은 호르몬의 영향이나 신진 대사 저하, 혈액의 흐름에 이르기까지 모두 순환에서 비롯될 확률이 크다고 한다.

순환의 문제를 해결하기 위해 전문가들이 입을 모아 추천하는 가장 좋은 방법은 바로 마사지이다. 마사지는 지방 조직 주변의 미세 순환이나 림프 순환을 개선시켜 줄 뿐 아니라, 순환 장애에 의한 부종을 해결하는 특효약이다.

돈 안 들이고 하는 착한 마사지, 샤워 마사지

매일 미지근한 물로 수압을 이용하여 복부와 허벅지, 엉덩이와 종아리에 자극을 주면 피부 탄력이 좋아져 셀룰라이트와 튼살 방지에 효과 만점이다. 샤워 후에는 반드시 보디 로션이나 크림을 발라 주어 피부가 건조해지지 않도록 해야 한다. 매일 하는 샤워에 5분만 더 투자하자!

효과 두 배, 전용 제품을 이용한 보디 마사지

시중에 많이 나와 있는 셀룰라이트와 튼살 전용 제품들을 사용하여 마사지해 주면 좀 더 효과를 볼 수 있다. 특히 셀룰라이트 케어와 관련된 제품들은 보디 슬리밍, 보디 리프팅, 안티 셀룰라이트 등 그 종류와 기능이 매우 다양하므로 자신에게 맞는 제품을 선택하는 것이 중요하다. 단, 사용법과 마사지 방법을 꼼꼼히 확인하여 꾸준히 사용하도록 하자.

셀룰라이트와 튼살을 부르는 **잘못된 생활 습관**

뚱뚱한 홈쇼핑 모델이 잠기지 않던 바지를 보정 속옷 착용 후에 당당히 채워 내는 모습에 혹하여 주문 전화를 망설인 경험이 있는가? 아찔한 높이의 하이힐을 신은 여성의 각선미가 부러워 신발장을 온통 하이힐로 채우고 있지는 않은가? 꽉 끼는 보정 속옷과 하이힐은 내 몸을 못 살게 구는 대표적인 잘못된 생활 습관이다.

피부에 장시간 강한 압박을 가하는 것은 피부 세포에 산소 공급을 방해하고 신진 대사를 저해하여 피부를 붓게 만드는데, 이것이 바로 셀룰라이트와 튼살의 주범이다. 오랜 시간 하이힐을 신었을 경우 셀룰라이트, 정맥류, 부종 등 순환 장애의 위험은 물론 발가락의 모양을 변형시켜 보기 흉한 발을 만든다. 그러므로 자주 지압이나 마사지를 함으로써 종아리 근육을 이완시켜 순환을 정상화시켜 주는 것이 좋다. 하이힐과 적당한 굽의 신발을 번갈아 신는 것이 여러분의 매끈하고 예쁜 다리에 도움이 된다는 사실을 잊지 말자.

다이어트의 완성은 내 몸을 아끼고 꾸준하게 관리해 건강한 체형을 갖는 것이지, 단순히 슬리밍만을 추구해서는 안 된다. 아무리 날씬한 체형이 되었다고 한들 탄력을 잃은 몸매가 아름다울 수는 없지 않겠는가? 여성의 과반수 이상이 다이어트에 관심이 있으며 알게 모르게 다이어트를 실천하고 있다고 한다.

이 책을 읽는 당신! 긍정적으로 생각하고 마음속에 있는 열정을 올바로 꺼내 보길 바란다. 당신의 꿈과 희망이 머지않아 훌륭한 비전으로 탈바꿈할 것이다. 한낮 dream이 come true 되는 그 날까지 다이어트 플래너 테디는 언제나 당신을 열렬히 응원하고 도울 것이다.

Teddy's point

- **셀룰라이트란?**

피하 지방층의 세포들이 서로 엉겨 붙어 피부 표면으로 밀고 올라와 여성들의 복부와 허벅지, 엉덩이, 팔뚝의 매끈한 라인을 방해하는 일등 훼방꾼이 바로 셀룰라이트이다. 여성 호르몬의 영향으로 사춘기나 임신 때 특히 많이 생기며 신진 대사 저하, 지방 과다, 림프 순환 저하, 유전 등의 원인으로 발생한다.

- **튼살이란?**

튼살의 정확한 명칭은 '팽창 선조'로, 피부가 팽창해 선이 나타난다는 뜻이다. 호르몬의 변화가 급격한 사춘기나 임신기의 여성에게 쉽게 발생할 수 있으며, 갑작스런 체중의 증가나 신장의 변화와 함께 복부와 엉덩이, 허벅지, 종아리 등에 나타난다. 발생 초기에는 붉은 빛을 띠다가 시간이 지나면 하얗게 변하는데, 그때는 수술로도 해결이 쉽지 않으므로 예방과 초기 치료가 중요하다.

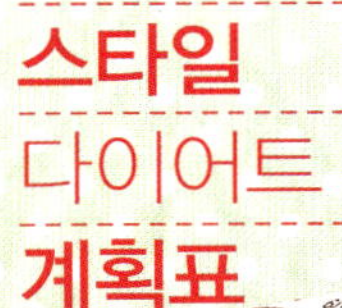

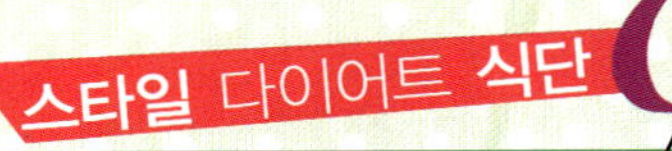

1일
- 아침 : 채소볶음(작은 접시), 단호박구이(2조각), 달걀흰자 3개, 닭가슴살 셰이크
- 점심 : 닭가슴살 채소볶음밥, 백김치, 초코바 1개, 토마토 주스
- 저녁 : 잡곡밥, 쇠고기 스테이크, 백김치, 양배추 샐러드, 키위 1개

2일
- 아침 : 구운 두부 샌드위치, 시금치 닭살 샐러드, 바나나 1개, 사과 1개
- 점심 : 닭가슴살 셰이크, 기름 뺀 참치, 잡곡밥, 양파 파프리카 볶음(작은 접시), 백김치
- 저녁 : 고구마 1개, 닭가슴살 샐러드, 토마토 1개

3일
- 아침 : 닭가슴살 채소볶음밥, 양배추 시금치 샐러드, 키위 1개
- 점심 : 달걀 3개, 연어구이, 잡곡밥, 백김치, 단호박찜
- 저녁 : 잡곡밥, 참치 두부전, 닭가슴살 칠리볶음, 오이 1개, 마늘 조금

4일
- 아침 : 감자 수프, 토마토 시금치 샐러드, 닭가슴살구이
- 점심 : 닭가슴살 셰이크, 고구마 1개, 토마토 1개, 구운 버섯 닭살 샐러드(보통 접시)
- 저녁 : 현미콩밥, 양배추 단호박볶음, 스테이크, 두유

5일
- 아침 : 버섯 채소볶음밥, 오렌지주스, 와인 닭가슴살구이, 사과 1개
- 점심 : 닭가슴살 셰이크, 브로콜리 수프, 구운 두부, 양파 피망볶음, 초코바 1개
- 저녁 : 쇠고기 채소볶음밥, 기름 뺀 참치, 양배추 닭살 무침, 토마토 주스

6일
- 아침 : 와인 닭가슴살구이, 오믈렛, 감자 1개, 사과 키위 주스
- 점심 : 잡곡밥, 삼치구이, 고구마 샐러드, 두부전, 백김치, 토마토 1개
- 저녁 : 고구마 1개, 당근 주스, 양배추 샐러드(보통 접시), 닭가슴살 칠리구이

7일
- 아침 : 쇠고기 채소볶음, 닭가슴살 셰이크, 키위 1개, 단호박 1개
- 점심 : 닭가슴살 쇠고기덮밥, 고추볶음, 토마토 주스, 백김치
- 저녁 : 감자수프, 고구마 시금치 샐러드, 토마토 1개, 스테이크

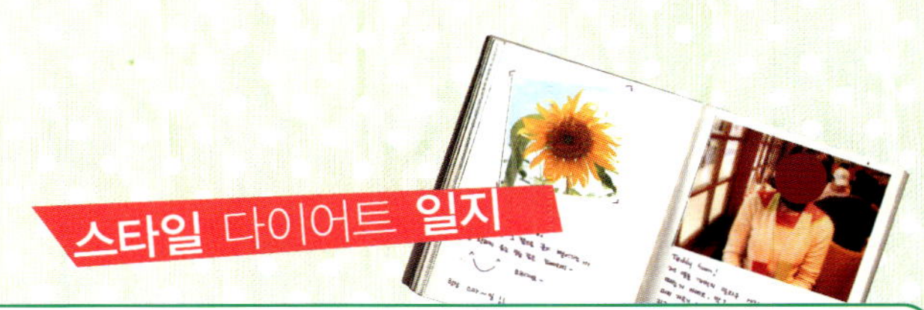

나만의 **다이어트 일지**를 써 보세요.

목표 :

운동 前	kg	운동 後	kg

식 사

날짜 :

아침	
점심	
저녁	운동 전 :
	운동 후 :

운동 일지

	시간	운동 명칭 · 부위	종류	횟수(회)	세트 · 시간
준비 운동					
본 운동					
마무리 운동					

배변 시간	

내 생각

운동에 대한 고찰	
식단에 대한 고찰	

60
55
5
50
10
45
15
40
20
35
25
30

총소요시간
60분

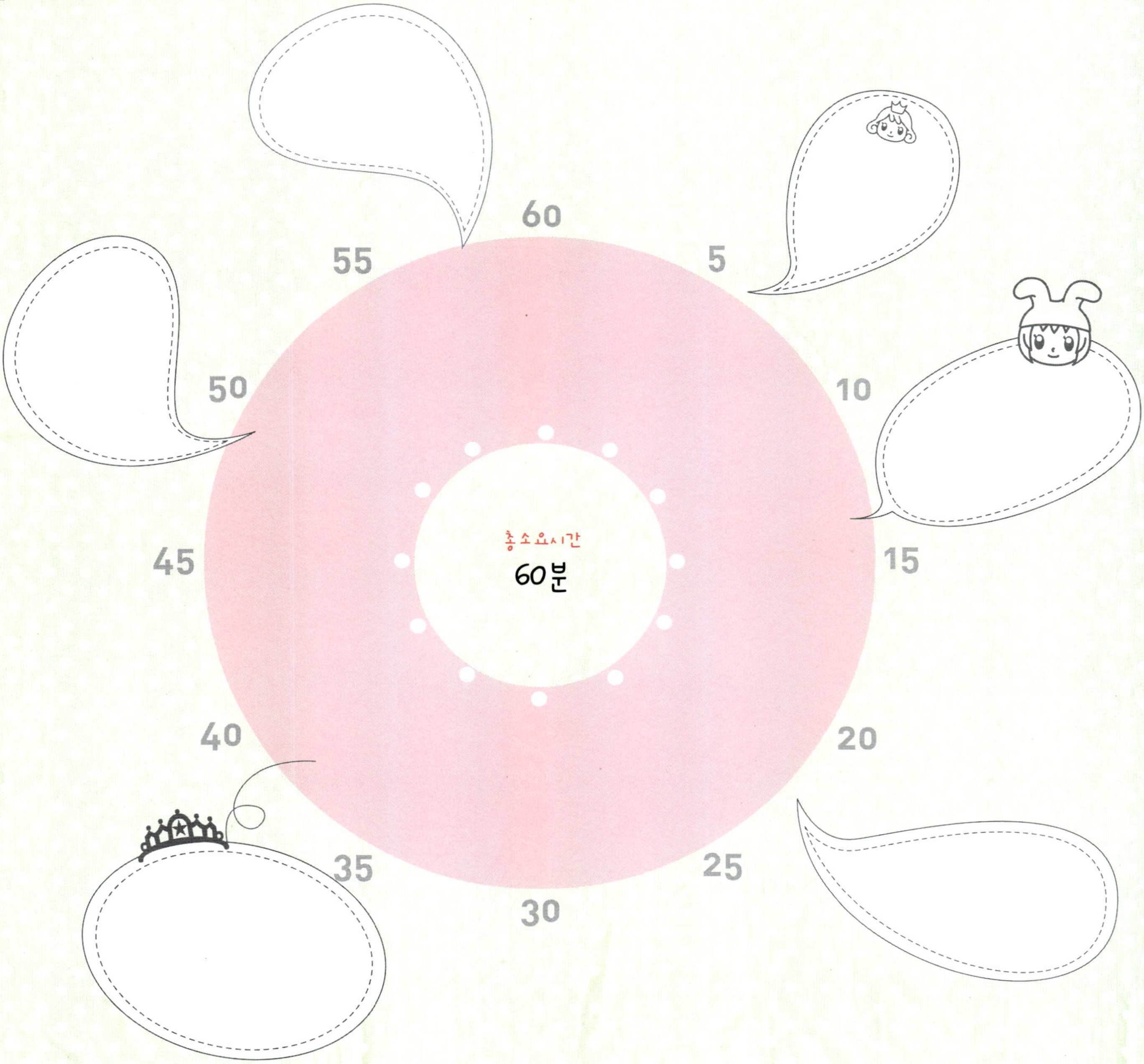